儿童肾脏病的中西医防治与调养

高霞 张静 于乐 主编

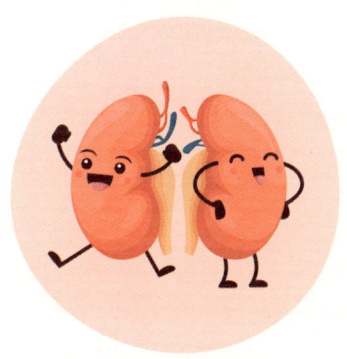

华南理工大学出版社
·广州·

图书在版编目（CIP）数据

儿童肾脏病的中西医防治与调养 / 高霞，张静，于乐主编. -- 广州：华南理工大学出版社，2025.3. -- ISBN 978-7-5623-7834-1

Ⅰ. R726.92

中国国家版本馆 CIP 数据核字第 20245Z7Z85 号

Ertong Shenzangbing De Zhong-Xiyi Fangzhi Yu Tiaoyang
儿童肾脏病的中西医防治与调养
高霞　张静　于乐　主编

出 版 人：房俊东

出版发行：华南理工大学出版社

　　　　　（广州五山华南理工大学17号楼，邮编510640）

　　　　　http://hg.cb.scut.edu.cn　E-mail:scutc13@scut.edu.cn

　　　　　营销部电话：020-87113487　87111048（传真）

策划编辑：肖　颖

责任编辑：肖　颖　梁玉琪

责任校对：梁樱雯

印 刷 者：广州一龙印刷有限公司

开　　本：889 mm×1194 mm　1/32　印张：10.75　字数：173千

版　　次：2025年3月第1版　印次：2025年3月第1次印刷

定　　价：58.00元

版权所有　盗版必究　印装差错　负责调换

儿童肾脏病的中西医防治与调养
编委会

主　编：高　霞　张　静　于　乐

编　委（按拼音字母排序）：

　　　　蔡晓懿　陈　丰　邓　慧　邓　健
　　　　邓眉妹　郭裕恭　林金爱　林小庆
　　　　卢海平　缪湘伊　单嘉怡　谭　梅
　　　　谭汶键　许自川　徐方蔚　张佳仪
　　　　张　妙　张　涛　钟发展　钟　桴

团队成员

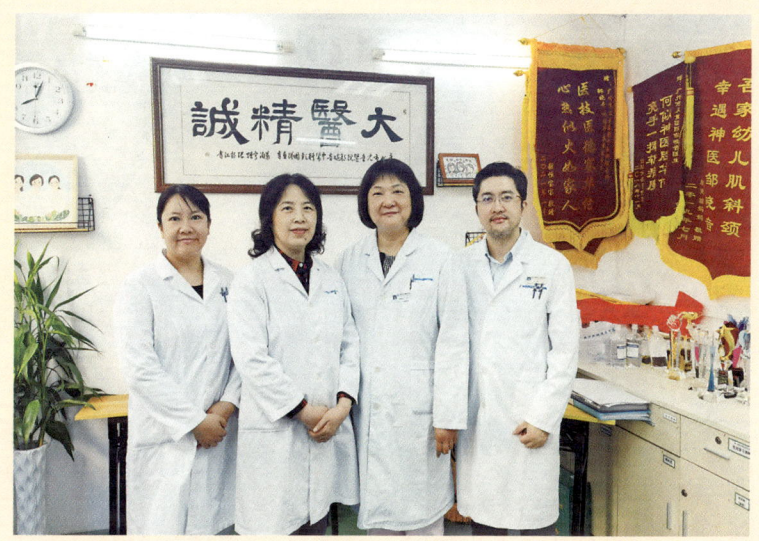

中医儿科肾病方向专家（从左至右）：张静、缪湘伊、李蔷华、邓健

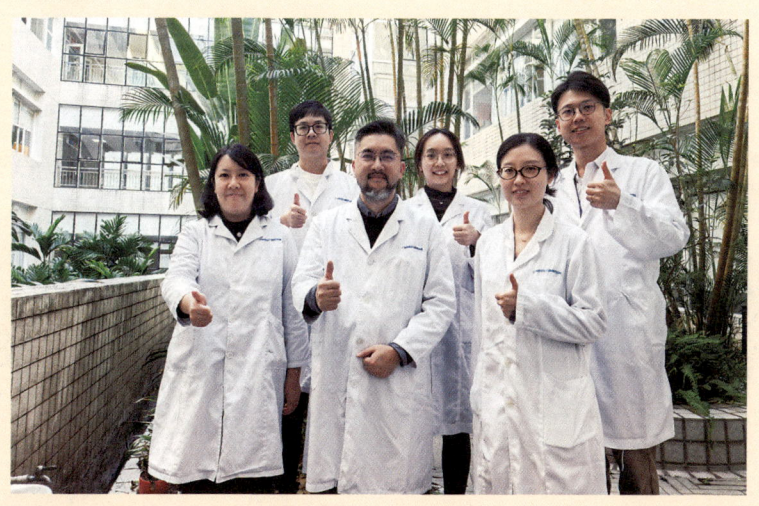

中医儿科肾病病房小组成员（从前到后）：张静、邓健、徐方蔚、谭汶键、单嘉怡、陈丰

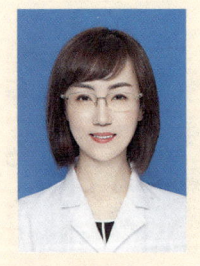

高霞
毕业于复旦大学、
博士研究生导师

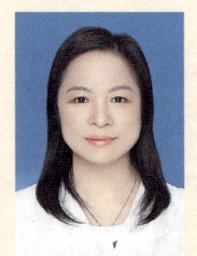

钟桴
毕业于广州医科
大学

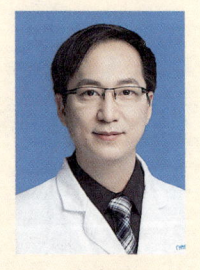

钟发展
毕业于中山大学

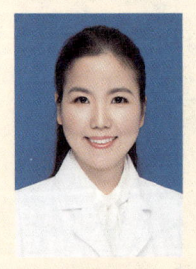

谭梅
毕业于中山大学

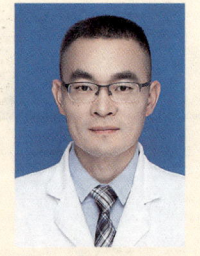

许自川
毕业于中南大学
湘雅医学院

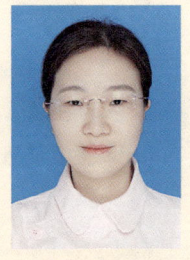

邓慧
毕业于中南大学
湘雅医学院

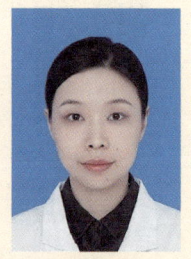

蔡晓懿
毕业于南京大学

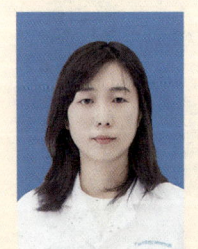

张佳仪
毕业于南方医科
大学

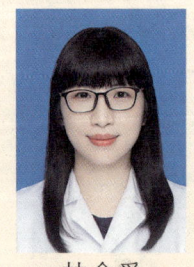

林金爱
毕业于广州医科
大学

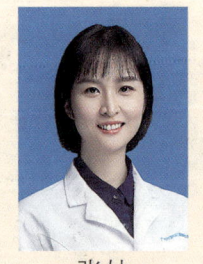

张妙
毕业于广州医科
大学

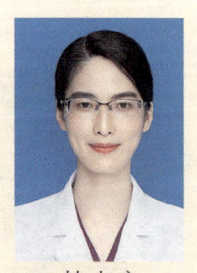

林小庆
毕业于广州医科
大学

前 言

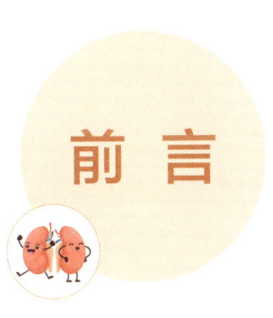

在医学领域中,儿童肾脏病的防治与调养一直是临床实践中的重要课题。肾脏作为人体主要的排泄器官,其功能状况对儿童的生长发育及整体健康状况具有决定性影响。随着医学技术的不断进步,医学界对儿童肾脏病的认识和治疗策略在持续深化与更新。中西医结合的防治与调养方法,凭借其丰富的理论体系和独特的治疗优势,在儿童肾脏病领域显示出显著的临床应用价值。本书作为中医科与西医肾内科合作的结晶,基于双方共同的临床实践与研究背景,旨在为读者提供一个全面、系统的儿童肾脏病防治与调养的中西医结合视角。

广州医科大学附属妇女儿童医疗中心中医儿科与西医肾内科的合作基础源于对儿童肾脏病治疗的共同关注和追求,双方在临床实践中积累了丰富的经验,形成了互补的理论体系和治疗手段。中医科强调整体观念和辨证论治,注重调节人体内环境的平衡,以改善症状和增强体质;西医肾内科则侧重于对病因学和病理生理学的研究,以及对先进的医疗技术的应用。

广州医科大学附属妇女儿童医疗中心中医儿科与西

前言

医肾内科自2021年起就在医疗实践中进行了紧密的合作和交流，每周进行中西医结合查房。通过双方的合作，我们得以将中医的整体观念和西医的精准治疗相结合，为儿童肾脏病患者提供更为全面和深入的医疗照护。

本书深入探讨了现代医学在儿童肾脏病治疗中的最新研究成果，包括免疫抑制剂的应用、肾脏替代疗法等，并详细阐述了中医药在缓解症状、增强体质、预防复发等方面的作用。同时，本书还涵盖了儿童肾脏病的病因学、诊断学以及治疗原则，结合中医的辨证论治和整体观念，为年轻的临床医生和家长提供一套科学、实用的治疗和护理策略。

本书的编写得到了广州医科大学附属妇女儿童医疗中心众多医学专家的大力支持和积极参与，他们凭借丰富的临床经验和深厚的学术底蕴，为本书的撰写提供了宝贵的知识和经验。在此，我们对所有参与本书编撰的专家和工作人员表示诚挚的谢意。

我们期望本书能够成为儿科医生、中医师、肾脏病专科医生以及所有关心儿童健康的家长的宝贵参考。通过本书，我们致力于帮助更多的患儿摆脱肾脏病的困扰，健康成长，享受幸福快乐的童年时光。愿本书能够为儿童肾脏病的防治与调养工作贡献一份力量，为儿童的健康保驾护航。

张　静

2025年2月

目　录
Contents

第一章
肾脏的基本常识

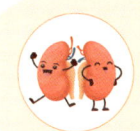

一、肾脏的基本结构　/ 002

二、肾脏的生理功能　/ 005

三、中医"肾"的概念与功能　/ 008

　　（一）肾主水　/ 010

　　（二）肾主藏精，主生殖与发育　/ 011

　　（三）肾主骨，主生长　/ 012

　　（四）肾主纳气　/ 012

　　（五）肾主生髓，上通于脑　/ 013

　　（六）肾开窍于耳，司二阴　/ 014

　　（七）肾之华在发　/ 015

四、患儿出现哪些症状提示其肾脏出问题　/ 016

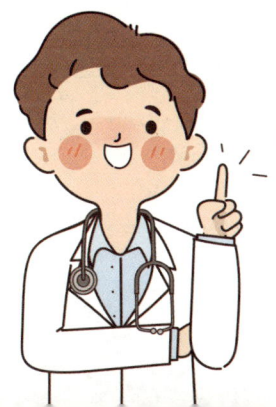

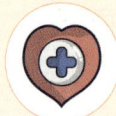

第二章
常见儿童肾脏病的中西医综合调护

一、遗尿症 / 024

  （一）艾灸疗法 / 042

  （二）穴位贴敷疗法 / 044

  （三）耳穴压豆 / 046

  （四）热奄包疗法 / 047

  （五）针刺疗法 / 048

  （六）揿针疗法 / 050

  （七）小儿推拿 / 051

二、肾病综合征——中西医综合管理 / 057

三、紫癜性肾炎 / 080

四、胡桃夹综合征 / 100

五、狼疮性肾炎 / 120

六、婴幼儿尿路感染——科学养护与抗生素合理使用 / 140

七、高尿酸血症——儿童如何管控生活习惯 / 142

八、血尿 / 154

九、慢性肾衰竭 / 173

十、急性肾损伤 / 189

第三章
生活管理与慢性肾病预防

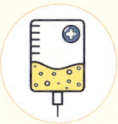

一、运动与肾脏健康 / 210

（一）中医的运动理念 / 210

（二）现代医学如何看待合理运动 / 213

（三）护肾运动 / 233

二、情绪与肾脏健康 / 241

（一）中医"七情"与肾脏健康 / 241

（二）现代医学研究中心理疾病与肾脏的关系 / 247

（三）肾病患儿的心理护理及健康指导 / 250

三、爱护肾脏从学会正确喝水开始 / 254

四、身高与肾脏健康 / 256

（一）儿童矮身材与肾脏病的关系 / 256

（二）健康管理与促进生长 / 281

（三）中医促进肾病患儿长高的实用方法 / 293

五、控制体重预防慢性肾脏病　/ 296

　　（一）肥胖增加慢性肾脏病的风险（流行病学）　/ 296

　　（二）减肥药能安全减肥吗？　/ 299

六、口腔与肾脏健康　/ 303

　　（一）保持口腔卫生，肾脏更安全　/ 303

　　（二）认识舌苔，学会调理肾脏健康　/ 305

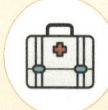

第四章

儿童肾脏疾病用药安全

　　（一）认识中草药的肾毒性　/ 310

　　（二）了解感冒药与肾损伤　/ 314

　　（三）正确选择抗生素，避免肾脏伤害　/ 317

　　（四）了解维生素与肾脏保护的关系　/ 319

　　（五）儿童护肾中成药的合理使用及注意事项　/ 321

　　（六）儿童肾脏病药物正确服用注意事项　/ 323

后　记　/ 327

第一章
肾脏的基本常识

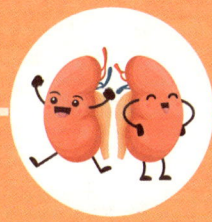

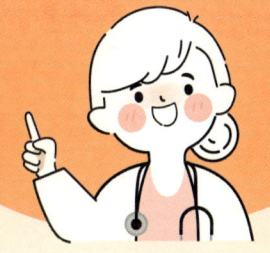

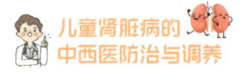

一、肾脏的基本结构

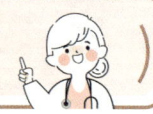

肾脏（图1-1），因位于腰部，民间又称其为"腰子"。肾脏是人体重要的构成器官之一，位于脊柱两侧，为腹膜后器官，左右各一，共两枚。肾脏与输尿管、膀胱、尿道共同组成了人的泌尿系统，具有维持水、电解质和酸碱平衡，排出体内代谢物等功能。肾脏血液供应极其丰富，约占心脏输出量的25%，也就是说，心脏每分钟向全身各个器官泵出100 mL血液，其中有25 mL血液是供应给肾脏的。肾脏深居腹腔，前有肠管、腹壁保护，后有脊柱保护，相对不容易伤及（除非遭受严重创伤）。

肾脏为暗红色实质性器官，状如蚕豆，表面光滑。儿童的肾脏随年龄增长而逐渐增大，至成年时长10~12 cm、宽5~6 cm、厚3~4 cm、重120~150 g，左肾较右肾稍大，肾纵轴上端向内、下端向外，与脊柱所成角度约为30°。

肾脏位于横膈之下，随呼吸运动可上下移动，

第一章　肾脏的基本常识

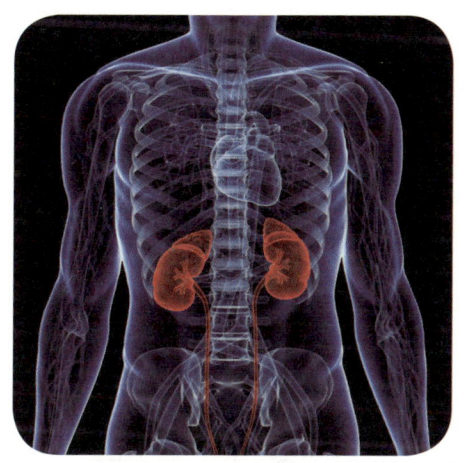

图1-1　肾脏的位置

移动范围在1～2 cm。受肝脏影响，右肾比左肾略低1～2 cm。肾门是肾内侧缘中部的凹陷部位，是肾血管、淋巴管、神经和肾盂出入的部位。右肾门正对第2腰椎横突，左肾门正对第1腰椎横突。体检时，只有右肾下极可以在肋骨下缘扪及，左肾则不易触及。

肾门的体表投影位于腹后壁第12肋下缘与竖脊肌外缘的交角处，此角称为肾角或背肋角。肾病变时，此处常有压痛或叩击痛。肾的位置可能会发生变化，位于盆腔或髂窝者，为低位肾；若横过中线移至对侧，则为交叉异位肾。肾位置的异常比较少见，在腹部肿块的诊断

003

中，应注意与肿瘤相鉴别。

肾脏的内部结构（图1-2）主要包括肾实质和肾盂两部分。

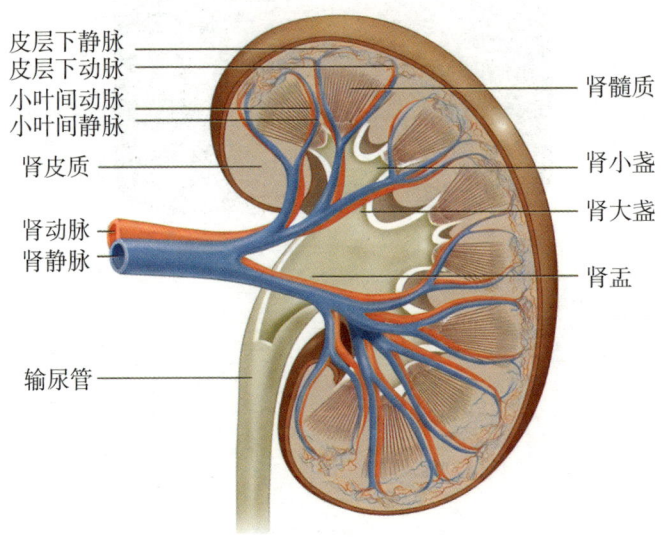

图1-2　肾脏内部结构示意图

肾实质分内外两层：外层为皮质，内层为髓质。肾皮质新鲜时呈红褐色，由100多万个肾单位组成，可以理解为尿液加工的"初级工厂"。每个肾单位主要由肾小体和肾小管组成。肾髓质新鲜时呈淡红色，由10～20个肾锥体构成，是在尿液形成之后再对其进行浓缩再加工的"二级工厂"。肾锥体在切面上呈三角形。锥体主要由集合管组成，底部向肾凸面，尖端向肾门。集合管在椎体内延伸形成乳头管。2~3个锥体尖端融合形成肾乳头，突入肾小盏内。肾小盏是漏斗形的膜状小管，围绕肾乳头。肾椎体与肾小盏相延伸、连接。每个肾都有7~8个肾小盏，相邻的2~3个肾小盏合成一个肾大盏。每个肾都有2~3个肾大盏，肾大盏汇合成扁漏斗状的肾盂。肾盂出肾门后逐渐缩窄变细，与输尿管相移行。

二、肾脏的生理功能

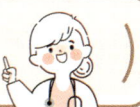

肾脏是人体的重要器官之一，在享受心脏输出的血液总量的25%的同时，也时时刻刻为人体的正常运转保驾护航。据计算，双肾每日滤过生成约180 L原尿。原尿电解质成分与血浆相同。在精准调控下，原尿中99%的水、全部的葡萄糖和氨基酸、大部分的电解质及碳酸氢根等被肾小管和集合管重吸收回血液，形成约1.5 L终尿，其中绝大部分为代谢废物。

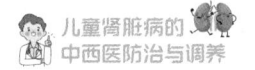

　　肾脏科医生，无论是肾内科医生还是泌尿外科医生（含移植科医生），每天都在和肾打交道，管理患者身体内外的水、电解质平衡，因此很多时候他们被患者戏称（或医生自嘲）为"下水道医生"。虽是如此，"下水道医生"承担着呵护患者肾脏健康、保护患者肾脏功能的重任。那么，肾脏功能具体包括哪些呢？简单地讲，肾脏功能包含以下三个方面：滤过功能、重吸收功能和内分泌功能。

　　第一，滤过功能。强大的肾小球滤过功能是肾脏最重要的基本生理功能，是排泄废物的基础。静息状态下，成年男性的肾小球滤过率（GFR）约为120 mL/（min·1.73 m^2），成年女性约比成年男性低10%。通过肾小球的滤过作用，肾脏承担着全身代谢产物及一些废物、毒素的清除工作。同时肾脏还负责维持人体内外的水平衡，即当人体内水分过多时，帮助排出多余的水分；当机体缺水时，减缓尿液形成，帮助机体保证正常的血容量。

　　第二，重吸收功能。肾小管的重吸收功能可以通俗地理解成对营养元素进行再次吸收，避免浪费。通过肾小管的重吸收作用，人体保留了绝大部分水分及其他有用物质，如葡萄糖、蛋白质、氨基酸、钠离子、钾离子、氯离子、钙离子、磷离子、镁离子、碳酸氢钠等，以此调节水、电解质平衡及维持酸碱平衡。葡萄糖、蛋白质、氨基酸是人体内重要的营养物质，如同一个国家的"三农"产品，必须重新收回血液，保证不浪费，毕竟"粒粒皆辛苦，浪费即可耻"。钠离子、钾离子、氯离子、钙离子等，如同一个国家的运输产业，正常的离子浓度是机体细胞正常生理代谢的重要保障。碳酸氢钠就像是污水处理厂的洁水剂，H^+中和机体产生的酸性代谢产物，并将其变成H_2O重新利用，同时排出CO_2。

第三，内分泌功能。精细的内分泌功能销毁多肽类激素。肾脏可产生肾素、促红细胞生成素、活性维生素D3（VitD3）、前列腺素、激肽等多种激素，并在机体严密调控下保持稳定水平，保证身体正常运行。肾脏分泌的促红细胞生成素能够刺激骨髓造血，促进红细胞生成，保障身体内血红蛋白维持在正常水平。当患者肾功能出现损伤后，促红细胞生成素分泌量下降，会引发肾性贫血。肾脏分泌的肾素、前列腺素、激肽等稳定血压

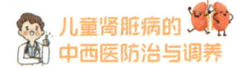

的激素，通过肾素—血管紧张素—醛固酮系统和激肽—缓激肽—前列腺素系统来调节血压。当肾脏功能衰竭、肾素水平过高时，可能会导致高血压。肾脏局部合成的活性VitD3，是调节钙磷代谢的重要物质。维生素D水平不足时，会导致骨质疏松。同时，肾脏还会降解机体部分内分泌激素，如胰岛素、胃肠激素等。当肾功能不全时，这些激素半衰期明显延长，从而引起代谢紊乱。

三、中医"肾"的概念与功能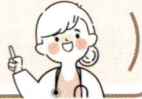

在影视作品中，常会看见人受惊吓后的戏剧性表现——大小便失禁。这究竟只是夸张的艺术效果，还是确有其理论依据呢？如果我们有养宠物的经验，也可能遇到过小猫、小狗或是鹦鹉由于受到惊吓而出现不吃不喝甚至长不大的情况。究其原因，是人体或动物机体遇到惊吓刺激后，会导致气机下陷，严重时就会影响肾的正常功能。著名中医专家郝万山教授曾举过一个例子：某地区曾经发生地震，该地区的土鸡经历了地震之后，没有一只长大,也没有一只下蛋。另有一个例子是,美国佛罗里达州的龙卷风曾把猪场中的一群猪崽卷到了空中。这些猪崽被卷到了几千米之外的地方,落地之后,有很多并没有摔死。当地居民把这些猪崽集中起来,陆续送回原来的养猪场,可是自此以后,一件奇怪的事情发生了:这些猪崽没有一只继续长大,也没有一只发情生出幼崽。这是为什么呢?如果我们从中医的视角出发,熟悉肾的生理功能,就知道可以怎样解释这些问题了。

什么是中医所讲的"肾"呢?其与西医所讲的"肾脏"有什么区别?

在现代医学概念中,肾是重要的泌尿器官,负责过滤血液中的杂质、维持体液和电解质平衡,最后产生尿液经泌尿道排出体外,肾同时也是重要的内分泌器官。而对于中医来说,肾的内涵却远不止解剖学所包含的内容。

中医所说的"肾"是人体的"先天之本",简而言

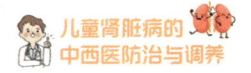

之,就是人体生命起源、发展和繁衍的原动力。在中医中,肾主水、主藏精、主发育生殖、主骨、主生长、主纳气,亦主生髓,通于脑及开窍于耳,司二阴,其华在发。

(一) 肾主水

"肾",从肉,从臤(qiān)。"臤"字本义为"牢固掌控臣属","肉"指"人体","臤"与"肉"联合起来表示"人体的抓总部分"。"肾"的本义即人体津液系统的"总阀门"和主人体的水液系统。

肾具有主持和调节人体水液代谢的功能,这与其"气化"的功能关系密切。好比地球上的大气循环需要有太阳能的推动,若没有日晒蒸发,水就不会以水蒸气的形式进入大气当中。若没有地热能的推动,大气活动也不会将洋流从海洋带到陆地,形成水循环。肾中的阳气(每个脏腑中都有阴阳),就好比太阳"敷布",具有对人体的水液进行蒸腾气化的功能。因此,肾好比人体中的"水泵",水液的运输、敷布、排泄,都需要通过其主持,这是最接近于其解剖生理的功能。

(二)肾主藏精,主生殖与发育

中医中,肾被视为"先天之本",即人体的先天生命活动都取决于肾,而这与肾藏精、主生殖与发育的特点密不可分。"肾精"指人体生命活动的精华,既包括从父母而来的"先天之精",也包括脾胃消化、吸收每天进食的"后天之精"。"精"意为最重要的精华部分,而肾的功能则是保持这一部分"精华"。举例而言,蛋白质是人体中重要的精华,人体大多数的功能都是由蛋白质发挥作用,而肾病综合征的其中一个病因便是蛋白质的异常流失,这就要归咎于肾"藏精"功能受损。因此,所有"精"异常流失的疾病,如遗精、尿浊、顽固性腹泻等,若病程日久,常要从肾论治。

肾的精气盛衰,关系到生殖和生长发育的能力。人从幼年开始,肾的精气逐渐充盛,就有了齿更发长等变化;人发育到青春时期,肾的精气充盛,产生了"天癸",于是男子就产生精子,女子就开始按期来月经,性机能逐渐成熟,便有了生殖的能力。如果肾精亏损,儿童则会发育迟缓、筋骨痿软、智力发育不全等;成年人则会早老早衰、头昏耳鸣、精力减退等;女子则会生

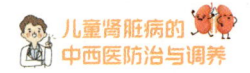

殖器官发育不全、月经初潮来迟、月经不调、闭经、不孕等；男子则会精少、不育等。在临床中，有肾病的女性患儿在青春期因疾病的影响也经常会出现月经不调等肾精受损的情况。

（三）肾主骨，主生长

肾主骨，指其主人体骨骼的发育与骨质的正常代谢。肾主生长，这与其藏精功能有关。一方面，由于肾中元气推动机体的代谢，好像种子中所蕴藏的生命能量总是要向上生长一般，肾中元气也能推动人体的生长发育；另一方面，其推动骨骼的生长，以此带动人体全身的生长发育。对于生长发育迟缓一类的病症或骨骼发育异常，如佝偻病、鸡胸、肋骨外翻等，中医的思路总是从肾入手进行治疗。

（四）肾主纳气

纳气指的是将气收纳固摄的作用，是肾一个特殊且尤为重要的功能，但常常容易被忽略。当讲到呼吸吐纳，多数人最先想到的是肺。当肺脏把自然界的清气吸入身体内部时，需要由肾发挥其收纳功能进行"纳气"，否则气就没有"根"，易发咳喘之类的疾病。因此，对于儿童哮喘的治疗，需分急性期与恢复期处理，急性期多从肺入手治疗，恢复期则多兼顾肾的功能调理。许多治疗呼吸道疾病的方剂，多用到入肾经、补肾阴和肾阳的药物，如人参蛤蚧散、黑锡丹、金水六君煎等。

（五）肾主生髓，上通于脑

中医所论及的"肾"与西医所涉的最大区别，大概在于骨髓与脑功能的联系。中医中与脑的功能相关的，如记忆力、智力、思维能力等，都被联系于肾。不论是骨骼疾病，如骨折、骨肿瘤等，还是思维退化等大脑功能退化类疾病，如记忆衰退、老年痴呆、脑萎缩等，中医治疗都是从肾入手，常使用入肾经的药物，如补骨脂、菟丝子、肉豆蔻等；著名的方剂孔圣枕中丹适用于治疗读书善忘，人久服可变聪明，用龟板滋阴潜阳、补益肾精，用远志、菖蒲同入肾经开窍醒脑，是古代学子苦读助学的良方。如果肾精虚少，骨髓的化源不足，不能营养骨骼，便会导致人体骨骼脆弱无力，甚至发育不良。小儿囟门迟闭、骨软无力，常是肾精不足、骨髓空虚所致。

（六）肾开窍于耳，司二阴

肾气通于耳，耳属足少阴肾经，为肾之窍。肾精不足，不能上充于清窍以致耳鸣、听力减退甚至耳聋等症状。老年人之所以多见耳聋失聪等症状，往往是由于肾精衰少。耳聋左慈丸是著名的古方，具有滋阴补肾、益气平肝的作用，其组成即六味地黄丸加上柴胡、磁石。六味地黄丸是补肾方，对肾精不足引起的头晕目眩、耳聋耳鸣有效。虽然不能形成思维定势——凡耳部疾病都从肾论治，但这是中国古人所形成的一种有效的治疗思路。现代Alport综合征又称遗传性进行性肾炎、眼—耳—肾综合征，是最常见的遗传性肾脏病之一，临床主要表现为血尿、进行性肾功能减退，部分患者会有感音神经性耳聋和眼部异常等症状。鳃耳肾综合征以听力障碍及耳的表现为特征，伴有肾脏畸形等症状。这两个疾病更能说明肾与耳的关系。

肾司二阴，指肾具有主持前后二阴功能的作用。中医所述的肾包含了现代医学中的生殖系统。因此，不管是男性还是女性的生殖器官，都由肾统领，这是"前阴"范围，除此以外，肾还对"后阴"即肛门具有管辖作用。因此，中医不仅对泌尿系统疾病从肾论治，对于归属消化系统的久泻、五更泻、阳虚痢等，也会从肾论治。

（七）肾之华在发

"华"的本意为"花"，代指其光彩、荣华，即气血充盈的状态，正所谓"有诸内必形诸外"。由于五脏深藏于体内，古代没有探测检查活人脏腑的仪器，因此古人从经验中归纳出望体表以了解脏腑状态的方法。比如，"心之华在面"，即从面色来判断心气；"脾之华在唇"，即通过看嘴唇的饱满与枯荣，判断脾胃功能的盛衰；"肺之华在皮毛"，即若肺气虚衰，身体的毛发则会有营养不良、枯槁的表现；"肝之华在爪"，即通过指甲的状态判断肝气的过旺或不足。人体的头发是最易观察的，中医说"发为血之余"，肾既然藏精，是一身功能的原动力，了解头发的状态，就能帮助我们了

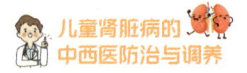

解肾气充足与否。精血旺盛,头发得养,则生长浓密而有光泽;肾精不足,血液营养不足,则头发干枯、无光泽。在病房中,部分重病的患儿会出现头发干枯、变黄甚至脱发等症状,这都是久病至肾致精不足的表现。

总而言之,中医"肾"的概念是丰富而深刻的,在认识"肾"的功能的基础上,对于中医治疗学以及日常防病保健,都有积极的意义。然而,因对"肾"的错误认识,后来出现了对"肾虚"概念的泛用以及相应的补肾药的滥用,这是需要注意的一点。

四、患儿出现哪些症状提示其肾脏出问题

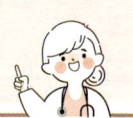

肾脏是完整机体的一分子,与其他系统、器官环环相扣、息息相关。一旦肾脏出现疾病,超出其有效调控范围,原本由肾脏承担的工作如水平衡、盐平衡、调节内分泌等就会出现异常,从而导致各种疾病,如水肿、高血压、贫血等,同时可能伴有泌尿系统的相对特异性

症状，如血尿、蛋白尿、腰骶部疼痛、尿痛、尿频、尿急等，以及一些非特异性症状，如发热、疼痛、呕吐、乏力等。

（1）疼痛：疼痛是提示健康异常最常见的信号之一。若肾脏体积增大，如肾脏肿胀、肾脏出现肿瘤，使肾脏内部被膜下出血，肾被膜受牵扯，会出现肾区酸痛、胀痛等症状；泌尿系统出现异物，如最常见的结石，结石移动时会有肾绞痛、输尿管绞痛等症状；如泌尿道感染，当泌尿系统出现细菌团块或泌尿系黏膜肿胀、坏死，则会出现尿频、尿急、尿痛等症状。

（2）少尿与水肿：这常表现为眼睑水肿或下肢水肿，多见于循环血容量增加（水分多了）或者血浆胶体渗透压下降（血液稀了）。前者常见病因为急性肾小球肾炎。由于肾小球功能损伤，肾脏滤过功能下降，排尿减少，重吸收增加身体内水分，进而使患者出现水肿症状，首先出现的部位为眼睑，属于非凹陷型水肿，即轻微水肿（图1-3）。后者常见病因为肾病综合征。大量血浆白蛋白

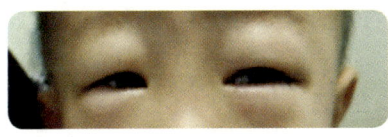

图1-3　眼睑水肿

在尿液中丢失，此时血浆渗透压下降，血管内水分移至血管外，多致中度水肿，甚至达到重度水肿。患者会出现眼睛、面部和下肢水肿

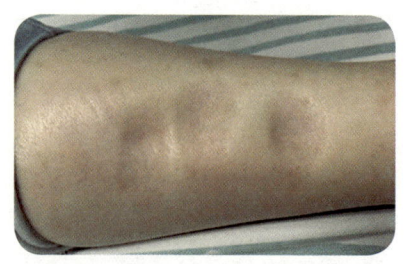

图1-4　下肢凹陷型水肿

（图1-4）的情况，主要表现为早起后面部水肿（尤其是眼睑），在下午和晚上症状可逐渐减轻。随病情加重，可能会出现会阴部水肿的症状，甚至出现腹水、胸水等腔隙积水等症状。

（3）血尿：正常情况下，高倍镜视野下，尿中仅可见极少量的红细胞（<3个）。当超过这个范围，即可诊断为血尿。当每升尿液中含血量超过1 mL，尿液即会呈淡红色，为肉眼血尿（图1-5）。血尿是肾脏疾病的常见症状，见于各种急性肾小球肾炎、IgA肾病、肾结石、肾肿瘤等疾病；也可见于其他系统疾病，如凝血

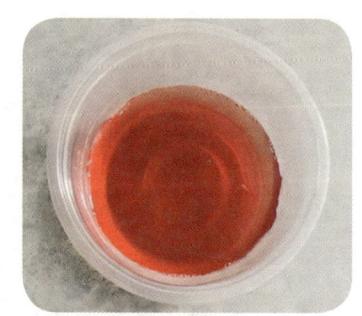

图1-5　肉眼血尿

功能障碍、外伤、血小板减少等。血尿的颜色与尿液的酸碱度有关。碱性血尿为淡红色或粉红色，酸性血尿为烟灰水色。需注意的是，尿色发红不一定是血尿，比如可能受某些药物、食物、色素、病症等的影响，如利福平、火龙果、甜菜、肌红蛋白尿、卟啉代谢障碍等。血尿的形成原因众多，需要仔细甄别。

（4）蛋白尿：患者的尿液中如果出现连续细小的泡沫，或者泡沫持久不破，可能表明尿液中含有异常蛋白质。蛋白尿的形成原因众多，大部分与肾小球的屏障功能有关。

根据形成机理，蛋白尿可分为以下五种。①肾小球性蛋白尿：这是最常见的一种蛋白尿。由于肾小球滤过膜因炎症、免疫、代谢等因素损伤后滤过膜孔径增大、断裂和（或）静电屏障作用减弱，血浆蛋白质特别是血清蛋白滤出，超出近端肾小管重吸收能力，蛋白尿形成。②肾小管性蛋白尿：这是肾小管在受到感染、中毒损伤或继发于肾小球疾病时，因重吸收能力降弱或受到抑制而出现的以相对分子质量较小的蛋白为主的蛋白尿。③混合性蛋白尿：这是肾脏病变同时或相继累及肾小球和肾小管时而产生的蛋白尿,兼具以上两种蛋白尿特点。④溢出性蛋白尿:这是指肾小球滤过、肾小管重吸收均正常,因血浆中相对分子质量较小或阳性电荷蛋白异常增多,经肾小球滤过,超过肾小管重吸收能力所形成的蛋白尿,常见于多发性骨髓瘤等。异常增多的蛋白有游离血红蛋白、肌红蛋白、溶菌酶、本周蛋白等,尿蛋白定性多为1+~2+。⑤组织性蛋白尿:这是由肾小管代谢产生的、组织破坏分解的、炎症或药物刺激泌尿系统分泌的蛋白质进入尿液而形成的蛋白尿。

(5)高血压:儿童血压正常值因年龄不同而异,年龄越小则血压越低。一般情况下,不同年龄儿童血压正常范围如下:新生儿>90/60 mmHg,学龄前儿童(1~6岁)>110/70 mmHg,学龄儿童(>6岁)>120/80 mmHg。儿童高血压(infantile hypertension)分为原发性和继发性。原发性高血压在小儿中较少见,占20%~30%;继发性高血压较常见,占65%~80%。在小儿继发性高血压中,肾脏疾病占比最多,为79%;其次为心血管疾病、内分泌疾病、神经系统疾病和中毒等。肾脏是调节血压的重要器官之一,如果18岁以下的患者有高血压，表明其肾脏可能存在问题。

（6）其他：肾脏问题有时会引起食欲不振、贫血等难以辨别肾脏问题的症状。患儿肾功能受损后，随着体内代谢产物越积越多，会出现食欲不振的症状；随着肾功能的减弱和体内毒素越积越多，患儿会出现恶心、呕吐等不适症状。慢性肾功能不全时，患儿身体会有逐渐耐受的过程，症状可能不明显。急性肾衰竭患儿病情进展快速，短时间内身体难以适应，症状更加明显。大部分慢性肾功能不全患儿，由于红细胞破坏增加，营养状态不良且骨髓造血功能低下，贫血症状更加明显，还会出现疲劳、乏力、注意力不集中、脸色苍白等症状。很多慢性肾功能不全患儿的首诊科室是血液科，患儿可能会因为脸色苍白就诊，却无意间发现症状是由肾功能不全引起的。

第二章

常见儿童肾脏病的中西医综合调护

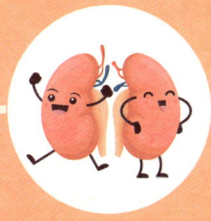

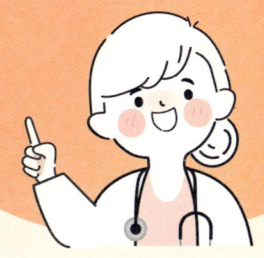

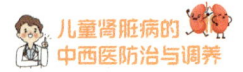

一、遗尿症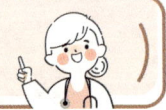

📋 案例分享

（1）8岁的患儿李贝贝（化名）因"尿床8年"住院检查，自从2年前被同学嘲笑"尿床"后，李贝贝性格开始变得孤僻、内向，不喜欢交朋友。查房时我们仔细询问了李贝贝的病史：她自幼每天晚上均有尿床现象，满5周岁以后情况依然没有好转，晚上睡觉前还需要穿纸尿裤，每天早上起床纸尿裤都是沉甸甸的。如果她睡前喝了奶（约150 mL），纸尿裤会更重。

李贝贝入院后，我们对她进行了详细的检查，尿常规、血常规、肾功能、血糖、脊柱MRI、双肾超声等的检查结果都正常，膀胱容量300 mL左右，排尿后残余尿量为0。李贝贝尿床的原因，考虑为原发性遗尿症。治疗方法是睡前奶改为上午饮用，睡前口服去氨加压素（0.2 mg/晚，即2片/晚）。口服药物治疗的第一天晚上，李贝贝没有出现尿床的情况，连续观察3天，一切正常，予带药出院，门诊随诊。3个月后，李贝贝成功停药，自此告别了尿床的烦恼。

（2）病房中住了一个14岁的青春期男孩刘星（化名），他眼神忧郁，闷闷不乐，很少与人进行眼神交流。刘星的爸爸告诉我们：刘星10岁之前从没有尿床的问题，性格也比较开朗。3年前他开始出现尿床现象，几乎每晚1次，睡前多喝一杯水就会出现2次尿床。刘星很苦恼，因为即使他按照医生所有的要求严格自律，按时服药（去氨加压素，每晚4粒）、睡前禁水，依然没有获得很好的治疗效果，导致他性格也越来越内向。所以，趁着暑假有时间，家长带着他到医院进行详细检查、评估，争取早日找到病因，彻底解除刘星的烦恼。

刘星入院后，我们给他进行了详细的检查，尿常规、血糖、血常规、肾功能、脊柱MRI、双肾超声等的检查结果都正常，膀胱容量200 mL左右（低于预估膀胱容量450 mL），排尿后残余尿量130～150 mL，膀胱颈部狭窄。刘星尿床的原因找到了：并不是抗利尿激素分泌异常，而是膀胱功能异常，即膀胱有效容量减小所致，可能为膀胱颈狭窄引起，建议其转到泌尿外科做进一步检查。

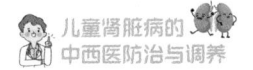

（3）遗尿专科门诊病人中，我们对患遗尿症的患儿林琳（化名）印象特别深。林琳就诊时8岁，乖巧、伶俐，她就诊前3个月出现尿床现象，平均一周2~3次，而且最近饮水量较以前明显增多，白天小便的频率增加，体重没有明显变化。询问其病史后，我们按照诊疗常规对其进行初筛，检查随机血糖。检查结果显示：随机血糖10.5 mmol/L。由于担心检测存在误差，或者检测结果受饮食的影响，我们嘱咐林琳的妈妈第二天早上带林琳空腹到医院检查血糖、胰岛素等项目。

第二天上午，林琳妈妈带着血糖报告单再次来到门诊，结果显示随机血糖10.0 mmol/L。两次血糖均偏高，提示糖尿病，遂转至内分泌门诊，最终林琳被明确诊断为1型糖尿病。糖尿病患儿血糖增高，引起渗透性利尿，尿量增多，进而出现饮水增多、夜间尿床现象。林琳在内分泌专科医生的指导下开始接受正规胰岛素治疗。后来林琳妈妈在电话随访中反馈林琳的空腹血糖可以控制在正常水平，再未出现尿床现象。

（4）11岁女孩花花（化名），因"大小便不受控制3个月"入院。花花从4月开始出现大小便不受控制的现象，尤其是晚上，不经意间就会有粪便漏出，弄脏裤子，同时夜间有尿床现象，需要使用纸尿裤。同大多数尿床的儿童一样，花花内心非常自卑，性格和身体发育也出现了问题，不愿意与同学交往，基本上都是独来独往，明显出现社交障碍。另外，晨间查房时我们发现花花的腹部肌肉紧绷，与正常腹部触诊手感相比明显偏硬。仔细询问病史得知，近3个月来花花排便不规律，两次排便时间间隔3~5天不等，且大便硬结。请消化专科医生协助后，花花被诊断为功能性遗粪症（伴便秘），这是儿童时期少见的功能性胃肠疾病。此类患儿中，30%~50%会伴有遗尿表现。经过洗肠、通便、调理饮食，花花的便秘逐渐好转，可以规律排便，遗尿的症状也随之消失。

小熊医生探案

遗尿症该如何诊断？病因有哪些？

儿童遗尿症是常见病与多发病。我国遗尿症的诊断沿用国际疾病分类（ICD-10）标准：5~6岁儿童每月至少出现2次夜间睡眠中不自主漏尿症状，7岁及以上儿

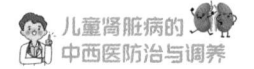

童每月至少尿床1次,且连续3个月以上,没有明显精神和神经异常。随着健康意识的增强,公众对遗尿的认知水平越来越高,治疗需求也越来越强烈。

根据发生的特点,遗尿症可以分为原发性遗尿症和继发性遗尿症。儿童在5岁以后白天还不能控制排尿或不能从睡眠中醒来而自觉地排尿,这种病症为原发性遗尿症。继发性遗尿症指无论是自愈或者经过治疗,有过连续6个月的不尿床期后再次出现尿床现象。

李贝贝、刘星和林琳均大于5周岁,依然有尿床现象,每周2次以上,且持续3个月以上,临床可明确诊断为遗尿症。根据遗尿症的分类,李贝贝属于原发性遗尿症,刘星和林琳为继发性遗尿症,三人的病因各有不同,因此各有相对应的治疗方法。

对于每一位遗尿的患儿,我们都需要寻找其尿床背后隐藏的病因,根据病因进行针对性治疗。病因不同,治疗方案千差万别。遗尿症直接病因为夜间尿量和膀胱容量间的不匹配,亦可伴有夜间膀胱充盈感觉异常。常见病因涉及遗传因素、内分泌系统(如尿崩症、糖尿病等)、泌尿系统(如肾小管酸中毒、慢性肾功能不全、泌尿道感染等）、神经系统（脊髓栓系综合征、脊柱裂等）、消化系统（功能性便秘、功能性遗粪等）、精神因素（抽动障碍、多动症等）等诸多系统因素，不能仅考虑传统认知的常见病因。

原发性遗尿症年自愈率约15%，这也是我们经常看到的"自愈现象"：随着年龄的增长，很多患儿的遗尿症会在未经任何药物治疗的情况下消失。继发性遗尿症则需要去除原发病方可纠正尿床现象。

李贝贝所患的是原发性遗尿症，为严重型。经服用去氨加压素治疗，其遗尿症状很快得到了控制，治疗效果好。林琳是1型糖尿病患儿，属少见的继发性遗尿症类型患者，需要内分泌专科医生治疗随访。而刘星所患的为严重继发性遗尿症，直接病因是膀胱有效容量减小，与夜间尿量严重不匹配，并非抗利尿激素分泌异常。引起膀胱有效容量减小的原因可能为膀胱颈狭窄，后续需要进行膀胱镜检查、膀胱活检等寻找根本病因。

如何对遗尿症患儿进行饮水管理？

确诊遗尿症后，除了药物治疗，控制饮水量是非常

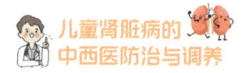

重要的辅助治疗环节,包括控制每日饮水总量、各个时间段的饮水量。下面就告诉大家,遗尿症患儿饮水的正确方式。

(1)日间饮水量:日常液体摄入量建议至少30~40 mL/(Kg·d),根据运动、天气、出汗等情况增减。中国儿童遗尿疾病管理协助组建议的患儿日常水量见表2-1。

表2-1 中国遗尿儿童日间饮水量(建议)

单位:mL/d

年龄	女孩	男孩
4~8岁	1000~1400	1000~1400
9~13岁	1200~2100	1400~2300
14~18岁	1400~2500	2100~3100

(2)各个时间段的饮水量:每日的饮水总量需要按照合理的比例(4:4:2)分配在上午、下午、傍晚三个时间段。关于儿童不同时段饮水量的正确分配,家长可参考表2-2。

表2-2 中国遗尿儿童不同时段饮水量

单位：mL

性别	年龄	7:00—12:00（饮水量：40%）	12:00—17:00（饮水量：40%）	17:00以后（饮水量：20%）
女	4~8岁	400~560	400~560	200~280
女	9~13岁	480~840	480~840	240~420
女	14~18岁	560~1000	560~1000	280~500
男	4~8岁	400~560	400~560	200~280
男	9~13岁	560~920	560~920	280~460
男	14~18岁	840~1240	840~1240	420~620

注：晚餐与睡觉时间需间隔3小时。晚餐中及晚餐后尽量少摄入液体（如水、汤、饮料、奶等）或含水量高的水果。

哪些饮料、水果会加重尿床症状？

日常工作中，我们常遇到这两种情况：①遗尿症的患儿偶尔会尿床，频率极低，每个月1~2次，且基本上发生在日间或睡前喝汤、饮料以及晚饭后吃含水量高的水果以后。②遗尿症的患儿在药物的控制下，尿床症状控制得很好，但在一顿家庭大餐或一次聚会后会连续几天均出现尿床现象。仔细追问发现，他们在聚会当天喝了很多饮料、汤，或者吃了很多水果。这些具有利尿作用的水果、饮料日间不可多吃（饮），睡前不建议吃（饮）。

（1）容易引起或加重尿床症状的饮料：冰镇可乐、雪碧、奶茶、冰红茶等。这些饮料是人们炎炎夏日的最爱，也是很多家长奖励孩子的常用杀手锏。但是这些饮料均会引起或加重尿床症状。首先，这些饮料都含有大量水分，成分复杂，口感好，容易过量饮用；其次，这些饮料中含有大量的糖分，这些糖分可以自由通过肾小球滤过膜进入肾小管，若不能被人体完全吸收，会引起渗透性利尿；最后，这些饮料含有大量的茶碱或/和咖啡因，尤其是可乐、奶茶，除具有提神醒脑作用之外，还有利尿作用，会引起尿量增多，进而加重尿床症状。

（2）容易引起或加重尿床症状的汤品。食以汤为先，但汤的主要成分是水分，饮汤无形中增加了水分的摄入，晚餐进食汤品会引起或加重尿床症状。一些用于煲汤的中药材，如茯苓、玉米须、薏苡仁、冬瓜皮、绿豆等，具有利尿作用，会增加尿量，常用来治疗水肿等症状。

（3）容易引起或加重尿床症状的水果。水果是人们摄入维生素和纤维素的重要来源，同时也可用于补充水分、微量元素、糖分。大量食用水果，水分和糖分摄入量增加，可能引起尿量增加。另外，某些水果中含有特殊的物质，有利尿作用。比如，西瓜除了含有大量的水分与糖分，还含瓜氨酸，其能抑制肾小管重吸收，起到利尿作用。黄瓜皮中所含的异槲皮苷也有较好的利尿作用，因此，黄瓜自古以来便用于膀胱炎和急性肾炎的应急治疗。此外，苹果、石榴、葡萄、橘子、柠檬、山楂等水果均有利尿作用。建议遗尿症患儿晚餐后和睡前少吃或不吃水果，以免引起或加重尿床症状。

遗尿症对儿童有什么影响？

遗尿症可独立存在，亦可同其他疾病共患，如焦虑症、多动症。与其他疾病共患时，其治疗难度更大，对患儿的影响也随之增强。

（1）遗尿症对情绪的影响：遗尿症患儿不愿意进入社交环境，更难以适应住校、露营等群体活动，较一般儿童更容易出现焦虑情绪，表现为易过度紧张，常常认为自我弱小无助、周围环境危险，逃避各种社会交往和学校生活。因此，遗尿症患儿更易形成自卑性格，羞于与他人交往，甚至影响日后的正常生活与工作。

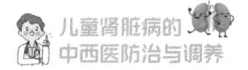

（2）遗尿症对认知功能的影响：遗尿症患儿入睡后，由于受到膀胱张力的反复刺激，较难进入深度睡眠状态，多处于浅睡眠状态，表现为多梦、磨牙、乱蹬乱翻。患儿在日间出现注意力不集中，好动或不能久坐，精神萎靡或发呆，上课开小差、瞌睡、走神等现象，亦可能会造成学习困难，甚至出现厌学情绪等后果。

（3）遗尿症对生长发育的影响：夜间是生长激素分泌的高峰期，尤其是进入正相睡眠时相。遗尿患儿因受到膀胱张力的反复刺激，较难进入深度睡眠状态，多停留在浅睡眠状态。此外，为避免或减少尿床的发生，大部分家长都会设定闹铃，在固定时间点叫醒患儿如厕，长此以往，会严重影响患儿的睡眠质量，导致生长激素的分泌减少，进而影响患儿身高发育，最终导致患儿身材矮小。再者，频繁在夜间唤醒患儿，患儿第二天会出现较差的精神状态，比如头晕乏力、情绪异常（如情绪烦躁、低落、焦虑抑郁等）、记忆力下降等。

（4）遗尿症对免疫功能的影响：患儿夜间遗尿后，若不及时更换贴身用品，易着凉感冒，影响患儿身体健康。反复的感冒，可能会引起营养不良、微量元素缺乏、生长发育迟滞或停滞等不良后果。有些顽固性遗尿甚至还会迁延至成年期，造成更大的不良影响。

此外，遗尿症患儿的家长因需要经常清洗和晾晒床单、被罩、被子，日常家务负担加重，也可能影响情绪，从而引起或加深家庭矛盾。

遗尿症患儿的家长如何管理自己的情绪？

遗尿症的基础治疗贯穿治疗的全过程，主要包括心理治疗、作息与饮食调节、行为治疗与睡眠训练。心理治疗是儿童遗尿症治疗的重要组成部分，包含对患儿的心理治疗、家长的心理治疗两个层面。家长必须认识到夜间尿床不是患儿的错，避免指责患儿，鼓励其正常学习和生活；要在医生帮助下树立患儿的治疗信心，减轻患儿的心理负担，激发患儿积极参与治疗的欲望，以积极的心态参与医生制订的治疗方案；要增强患儿责任心，鼓励患儿对自己尿床的后果负责，承担与其尿床相关的家庭职责，如可教年幼患儿与家长一起清理床铺，将床单放入洗衣机内，或指导年长患儿与家长一起清洗床单。可建立适当的奖励机制，如准备一张记录每天尿床情况的图表及各色贴纸,如果患儿连续3天未尿床,可得到红色的贴纸;连续6天未尿床,就能得到金色的贴纸,同时也得到一件他(她)称心的奖品。

如何训练患儿自主排尿功能?

鼓励患儿白天尽量多饮水,嘱其要排尿前应憋尿直到不能耐受,使其膀胱容量得到改善,延长排尿间隔时间,并指导患儿在白天排尿时进行"开始排尿—中断—再排尿—再中断"的训练,重复直至排空膀胱,主要目的是加强对外尿道括约肌和腹内肌群的控制。

遗尿症患儿如何正确服用去氨加压素?

去氨加压素是遗尿症的一线治疗药物,适用于夜间抗利尿激素不足、夜尿多的患儿,推荐剂量为0.2 mg/d,从小剂量开始使用,并根据患儿情况及疗效调整剂量,最大剂量为0.6 mg/d。建议初始治疗时每2周进行1次药物的治疗效果评价,无改善者应重新评估。一般疗程为3个月,治疗3个月后评估疗效。

服用去氨加压素时的注意事项:①规律服药,夜间睡前1小时服药，予以少量水送服；②服药前1小时及服药后8小时内限制饮水，以达到治疗效果并避免药物不良反应；③若患儿出现发热、腹泻等需要大量补充液体的症状，应暂停使用去氨加压素，以免引起水中毒，如果已经服用去氨加压素，仍需限制饮水；④必要时监测血压及血钠情况；⑤按照专科（肾内科、泌尿外科等）医生的医嘱调整服用剂量，切不可自行调整。

小熊中医告诉你

中医学文献中，儿童遗尿症多记载为"遗溺""不禁""溺"或"遗"。遗尿涉及肾、脾、肺、心、肝和膀胱等多个脏腑。其病因有寒热之别，因寒所致者主要是由脏腑虚寒，如下元虚寒、闭藏失职、肺脾气虚、水液不摄而致遗尿；因热所致者常与肝经湿热或肾经虚火有关，肝经湿热、膀胱蕴结、心肾不交、虚火内扰均可导致遗尿。临床上以因寒致病者居多。

遗尿症患儿的中医体质特征有哪些？

❶ 下元虚寒型：此类型患儿天气寒冷时尿床情况加

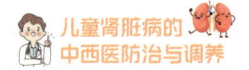

重，小便多，容易劳累乏力，面色白且无光泽，身体不暖、易四肢冰冷，常觉腰酸腿软，舌淡，苔薄，脉沉无力。

❷ 肺脾气虚型：此类型患儿白天易小便频繁且量多，面色萎黄，容易劳累乏力，胃纳差，常见大便稀烂，汗多，易感冒，舌淡，苔薄且白，脉细。

❸ 心肾不交型：此类型患儿睡眠不踏实，爱做梦，易惊醒，多动少静，记忆力差，手心、脚心烦热，形体较瘦，舌红，苔少，脉细而数。

❹ 肝经湿热型：此类型患儿小便量少且色黄，气味腥臊，性情急躁，睡眠不踏实或常说梦话、磨牙等，舌红，苔黄腻，脉弦滑。

各中医体质患儿如何选择适用的中药？

❶ 下元虚寒型：菟丝子、牡蛎、肉苁蓉、附子、五味子、桑螵蛸、远志、石菖蒲、龙骨、人参、茯神、当归、龟甲。

❷ 肺脾气虚型：黄芪、白术、陈皮、升麻、柴胡、人参、甘草、当归。

❸ 心肾不交型：黄连、肉桂、木通、生地黄、生甘草

梢、竹叶。

❹ 肝经湿热型：龙胆草、栀子、黄芩、木通、泽泻、车前子、柴胡、甘草、当归、生地。

以上药物均需在中医师辨证后使用。

遗尿症患儿常用的中成药有哪些？

❶ 下元虚寒型：缩泉丸。

❷ 肺脾气虚型：补中益气丸。

❸ 心肾不交型：交泰丸。

❹ 肝经湿热型：龙胆泻肝丸。

以上药物均需在中医师辨证后使用。

中药药膳——遗尿症患儿的饮食调理

❶ 下元虚寒：金樱子益智仁炖牛肉

金樱子10 g、益智仁10 g、枸杞子10 g、桂圆肉10 g、牛肉400 g、姜片若干、蜜枣1枚。金樱子味酸、甘，性平，入肾、膀胱和大肠经，有固精缩

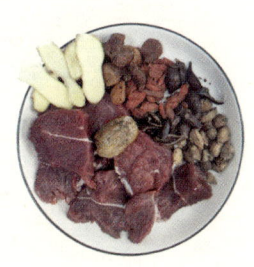

尿的功效。益智仁性味辛温，入脾、肾经，有暖肾缩尿的功效。

❷ **肺脾气虚：白果莲子羊肚菌煲乌鸡**

白果10 g、莲子20 g、芡实10 g、羊肚菌6个、乌鸡1只（约1000 g）、姜2片、蜜枣1枚。

白果性味甘苦，具有敛肺定喘、止带、缩尿的功效。羊肚菌性平、味甘寒、无毒，入脾、胃经，具有补益脾胃、消化助食、化痰理气、补肾壮阳的功效。

❸ **心肾不交：黄连肉桂茶、茉莉乌梅饮**

黄连肉桂茶：黄连3 g、肉桂（末）3 g。

黄连味苦、性寒，具有清热燥湿、泻火解毒的作用。肉桂味辛、甘，性大热，具有补火助阳、引火归元、散寒止痛、温通经脉的作用。

茉莉乌梅饮：茉莉花3 g、乌梅10 g。

茉莉花味辛、微甘、性温，有理气、开郁、辟秽、和中的功效。乌梅味酸、涩，性平，具有敛肺、涩肠、生津、安蛔的功效。

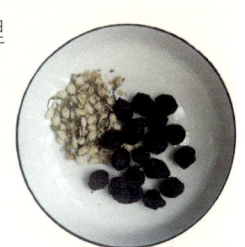

❹ 肝经湿热：玉米茵陈薏苡仁汤

茵陈10 g、薏苡仁15 g、玉米须10 g、玉米1条、瘦肉250 g、无花果4枚、蜜枣1枚。

茵陈味苦辛，性微寒，入脾、胃、肝、胆经，具有清热利湿的功效。玉米须味甘、淡，性平，入膀胱、肝、胆经，具有利尿、渗湿、消肿的功效。

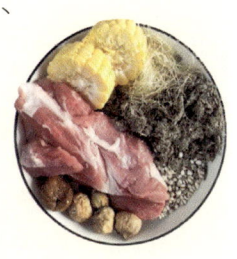

遗尿症患儿使用饮食疗法，建议均在中午或下午5点前喝汤，不建议晚餐时喝过多的汤。

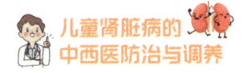

中医的外治疗法能否用于遗尿症患儿?

很多尿床患儿要坚持长期服用药物其实是比较难的,也可以选择用中医的外治疗法帮助他们改善尿床等症状。

(一) 艾灸疗法

艾灸是用艾绒作为燃料在腧穴上烧灼、熨烫,借灸火的热力透入肌肤层,通过经络的传导,温通气血,扶正祛邪,从而达到疗效的一种外治方法。

艾灸疗法适用于下元虚寒和肺脾气虚体质的遗尿症患儿。

1. 艾灸取穴方法

(1) 主穴:关元、气海、中极、三阴交。

关元——位于体前正中线、脐下3寸,有益肾气、利下焦的功效。

气海——位于体前正中线、脐下1.5寸,有补气强精的功效,以加强其收摄功能。

中极——位于体前正中线、脐下4寸,具有补肾固摄的功效。

三阴交——在小腿内侧、内踝尖上3寸，为脾、肝、肾经脉交会穴，有补肾益气、固元的功效。

（2）下元虚寒者加命门、肾俞、百会。

命门——在腰部后正中线上、第2腰椎棘突下凹陷中，可直接温补肾阳，温制其水。

肾俞——位于腰部第2腰椎棘突下，旁开1.5寸，有补肾纳气、固精敛涩功效。

百会——位于头顶正中心，可升提阳气，调节神经通路，调节膀胱对尿液的储存功能。

（3）肺脾气虚者加足三里、膀胱俞。

足三里——位于外膝眼下四横指、胫骨外一横指，有调理脾胃、补中益气的功效。

膀胱俞——位于骶正中嵴、第2骶椎棘突下，旁开1.5寸，有振奋膀胱之气、恢复其气化功能的功效。

2. 艾灸流程

患儿治疗前要先排尿，待其躺好后，用艾条灸其各穴10分钟左右，至其皮肤潮红为度。家长施灸时应将食、中二指置于施灸部位两侧，以测知局部受热程度，以防患儿烫伤，也可以使用专门的儿童艾灸防烫伤装置

（图2-1）。灸百会穴时应注意勿烧灼头发。艾灸操作建议每日进行1次，连续1个月。

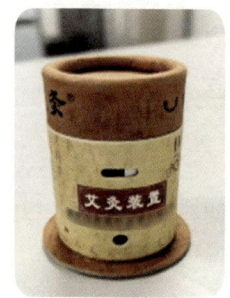 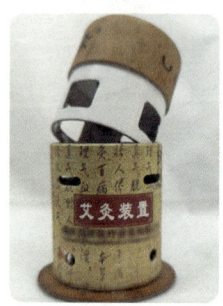

图2-1　艾灸防烫伤装置

3. 艾灸注意事项

❶ 皮肤破损处不能艾灸。

❷ 过饥或饭后不可以马上进行艾灸。

❸ 艾灸后，全身毛细孔打开，1个小时内不能吹风和碰凉水。

❹ 对艾叶过敏的患儿不适合艾灸，此类患儿闻到艾味一般会头晕、呕吐、咳嗽或皮肤过敏等。

（二）穴位贴敷疗法

穴位贴敷是将中药贴敷在人体的相应穴位而治疗疾病的治疗方法，适用于各种体质类型的遗尿症患儿。

1. 穴位贴敷方

下元虚寒型的可选取菟丝子、金樱子、五味子、覆盆子、桑螵蛸、补骨脂、山茱肉、仙茅、益智仁各60 g，丁香、肉桂各30 g入药。先取5 g研好的中药末加入少许米醋调制成糊状，将调制好的中药直接贴于患儿神阙、肾俞穴上，以纱布覆盖，贴胶布固定。每晚1次，1个月为1个疗程。

肺脾气虚型的可选取生麻黄、黄芪、益智仁、芡实、五味子、五倍子、肉桂各50 g，桑螵蛸、生牡蛎各30 g入药。先取5 g研好的中药末加入少许米醋调制成糊状，将调制好的中药直接贴于患儿神阙、脾俞、肺俞穴上，以纱布覆盖，贴胶布固定。每晚1次，1个月为1个疗程。

肝经湿热型的可选取五倍子、煅龙骨、五味子、桑螵蛸、补骨脂各50 g，龙胆草、川楝子各30 g入药。先取5 g研好的中药末加入少许米醋调制成糊状，将调制好的中药直接贴于患儿神阙、肝俞、太冲穴上，以纱布覆盖，贴胶布固定。每晚1次，1个月为1个疗程。

心肾不交型的可选取麻黄、益智仁、菟丝子、远

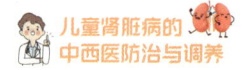

志、山萸肉各30 g入药。先取5 g研好的中药末加入少许米醋调制成糊状，将调制好的中药直接贴于涌泉、膀胱俞上，以纱布覆盖，贴胶布固定。每晚1次，1个月为1个疗程。

2. 穴位贴敷注意事项

❶ 皮肤破损处禁止贴敷。

❷ 对贴敷的药物过敏的患儿不适合此治疗方法。

❸ 个别患儿贴敷后局部皮肤会出现发红、微痒及灼热感，应揭去贴敷药，无需特殊处理，过敏严重者暂停贴敷并及时就诊。

（三）耳穴压豆

耳穴压豆法是将王不留行籽等丸状物贴压于患者耳廓上的穴位或反应点，通过按压穴位疏通经络，调整脏腑气血，促进机体的阴阳平衡，从而达到防治疾病、改善病症的功效的一种治疗方式。耳穴压豆适用于各种体质类型的遗尿症患儿。

1. 耳穴压豆取穴方法

耳穴压豆取穴部位主要有脑点、交感、肾、脾、三焦、尿道、膀胱、腰骶椎、神门、皮质下（图2-2）。

2. 取穴流程

常规消毒后，取一侧耳，将王不留行籽用胶布贴压于遗尿症患儿相应穴位处，每日按压3次，按压强度以患儿耐受程度为基础作相应调整，每次以局部有温热感为度，临睡前按压1次，每隔2天左右交换贴压，持续干预1个月。

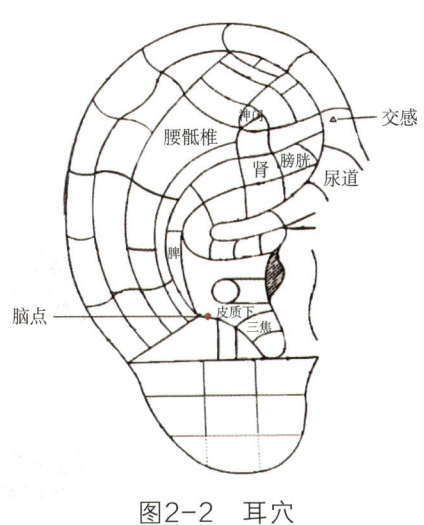

图2-2 耳穴

（四）热奄包疗法

热奄包疗法是将发热的中药包置于身体的患病部位或某一特定位置（如穴位上），借助奄包的热力作用扩张血管，改善局部血液循环，使药力通过皮毛腠理，循经运行达到温中散寒、活血祛瘀、行气除湿的目的的一种疗法，适用于下元虚寒和肺脾气虚体质的遗尿症患儿。

1. 热奄包疗法流程

在中药热奄包（图2-3）的内袋中装入治疗遗尿的中药粉方剂（由菟丝子、补骨脂、山茱萸、麻黄组成），每晚临睡前放置于患儿关元、气海、肾俞等穴处，第二日晨起即揭去。8岁以上遗尿症患儿选用60℃的热奄包，8岁以下选择45℃的，隔日进行热敷，连续1个月。

2. 热奄包疗法注意事项

❶ 皮肤损伤处不宜使用热奄包。

❷ 对中草药过敏者不宜使用热庵包。

❸ 热敷过程中皮肤出现烧灼、热烫的感觉时应立即停止热敷。

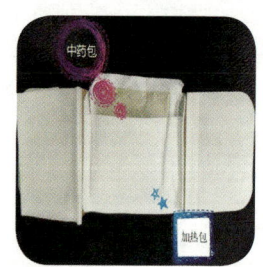

图2-3 中药热奄包

（五）针刺疗法

针刺疗法是使用金属制成的不同形状的针，运用不同手法刺激人体特定的穴位，通过经络腧穴，调整人体脏腑气血，达到治疗疾病的目的。

针刺疗法适用于各体质类型的遗尿症患儿，也适用于年龄较大的遗尿症患儿，但均建议在医院内由医生操作。

1. 针刺疗法取穴方法

主穴：关元、中极、三阴交、肾俞。

下元虚寒者加气海、太溪、命门。

脾肺气虚者加太渊、肺俞、脾俞、足三里。

肝经湿热者加曲骨、膀胱俞、阴陵泉。

心肾不交者取次髎、三焦俞、百会、印堂、气海、足三里、神门、内关。

针刺疗法的常用穴位见图2-4。

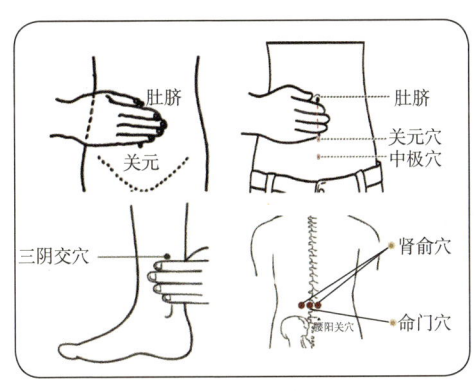

图2-4　针刺疗法的常见穴位

2. 针刺疗法操作

常规消毒后根据患儿体质类型取穴以及采用不同补泻手法，留针30分钟，其间每隔10分钟运针1次，每2日1次，一般治疗1个月。

3. 针刺疗法注意事项

❶ 对精神高度紧张或害怕者不宜采用针刺。

❷ 过度饥饿、疲劳者不宜针刺。

❸ 患有出血性疾病者不宜针刺。

❹ 如患儿在针刺或留针过程中突然出现头晕、恶心、心慌、面色苍白、出冷汗等症状，应立即停止针刺，拔除全部留针。

（六）揿针疗法

揿针是皮内针的一种，皮内针法属于浅刺法，揿针疗法（图2-5）属于埋针法，是以揿针刺入并固定于腧穴部位皮内或皮下，进行较长时间埋藏的一种方法，通过刺激人体表浅部位而实现治疗目的。揿针疗法适合各体质类型的遗尿症患儿。

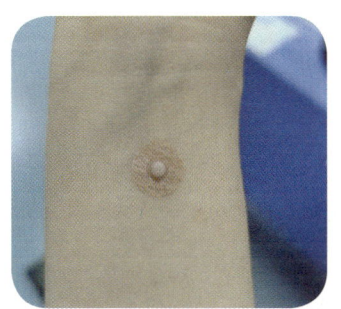

图2-5 揿针疗法

1. 揿针疗法取穴方法

揿针疗法主穴可选取关元、气海、中极、肾腧。

埋针期间可以每天按压3～4次,每次按压每个穴位1分钟左右,揿针需在皮下埋藏2天以达疗效。

2. 揿针疗法注意事项

❶ 患儿穴位处有皮肤溃破、肿胀、感染等情况时禁用。

❷ 患有出血性疾病的遗尿症患儿不适宜使用揿针疗法。

(七)小儿推拿

小儿推拿是通过将特定的手法作用于患儿体表的特定部位,以疏通经络、调整脏腑阴阳,适合各种体质类

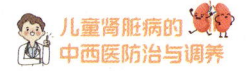

型的遗尿症患儿。

适用于遗尿症患儿的推拿手法以补脾经300次，补肾经300次，补肺经300次，揉外劳宫3分钟，摩腹5分钟，揉丹田3分钟，按揉气海、关元、三阴交各3分钟，揉百会30次，横擦腰骶部2分钟为基础。

下元虚寒为主者加按揉二马3分钟，运内八卦2～3分钟。肺脾气虚为主者加按揉脾俞、肺俞各2分钟。肝经湿热为主者加按揉清肝经、清小肠经100～300次。心肾不交为主者加按揉心俞、肾俞各2分钟。建议每天晚上为遗尿症患儿推拿1次，连续治疗1个月。

1. 小儿推拿具体操作要点

补脾经——小儿拇指面以顺时针方向旋推。

补肾经——由小儿小指指根推至指尖。

补肺经——由小儿无名指掌面指尖推向指根。

按揉外劳宫——在小儿手背中央与内劳宫相对处，用拇指或中指端揉按。

按揉二马——在小儿手背第四、五掌骨小头后陷中上下揉动。

运内八卦——在小儿手掌内以顺时针方向推运。

清肝经——在小儿食指掌面从指根推向指尖。

清小肠经——在小指尺侧缘由指根推向指尖。

小儿手部主要穴位及推拿手法见图2-6。

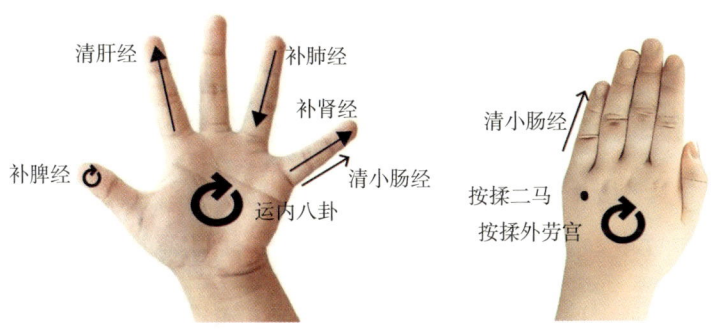

图2-6 小儿手部主要穴位及推拿手法

2. 小儿推拿注意事项

❶ 推拿的部位如出现皮肤破损或皮肤炎症,不建议操作。

❷ 有出血性疾病以及正在出血的部位,禁止操作。

❸ 过饥或饭后不适宜马上推拿。

以上7种中医外治疗法为遗尿症患儿常用的疗法,艾灸、穴位贴敷和小儿推拿可在家中进行。此外,红外线理疗灯、穴位注射、穴位埋线、中药熏蒸、刮痧、拔罐等中医外治方法亦可以治疗遗尿症,但这些方法均建

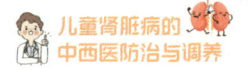

议由专业医师操作。

小熊护理

遗尿症是一种常见的儿童疾病，不仅会影响患儿的身体健康，还会对他们的心理造成一定的影响。儿童患上遗尿症并不是儿童的过错，家长不应对其进行责罚。同时，积极的生活方式是儿童遗尿症治疗的基础，全面的护理对于改善遗尿症问题也至关重要。

膀胱功能训练有利于患儿加强排尿控制和增大膀胱容量。家长可督促患儿白天尽量多饮水，并通过转移其注意力的方法尽量延长两次排尿的间隔时间，使其膀胱扩张；也可训练患儿适当憋尿以提高其膀胱控制力，鼓励其时时断时续地进行排尿，慢慢把尿排尽，以提高其对膀胱括约肌的控制能力。

（1）定时排尿：有规律的排尿可以减少患儿遗尿的发生。患儿应尽量在每天的同一时间进行排尿（每天4~7次），在入睡前进行一次排尿，这可以帮助调整膀胱的收缩习惯，减少夜间遗尿的可能性。

（2）调整饮食：家长可以适当调整患儿的饮食，安排患儿在白天定时饮水，控制饮水量。同时，患儿在睡前应避免食用以下利尿的食物，以避免膀胱过度充盈：

❶ 蔬菜：冬瓜、黄瓜、丝瓜、番茄、白萝卜、苦瓜、莲藕、生菜、玉米须、玉米等。

❷ 豆类食品：绿豆汤、红豆汤等。这些豆类食品会令肾小管重吸收减少、尿液增多。

❸ 水果：西瓜、蜜瓜、甜瓜、葡萄、橘子、柠檬、猕猴桃、甘蔗、金桔、香蕉、草莓等。

❹ 饮品：茶、凉茶、可乐、雪碧、果汁、酸奶、牛奶、苹果醋等，较大年龄段的患儿避免饮用咖啡。刺激性饮料会刺激膀胱收缩，增加尿床的风险。

❺ 含水量高的食物：汤（滚汤、例汤、老火汤等）、粥、汤粉/面等。

❻ 其他：放置于冰箱内的冷冻食物。

（3）心理护理：医护人员要帮助家长树立正确对待患儿尿床问题的态度，让家长意识到儿童尿床不是因为患儿调皮、捣蛋等，而是其真的生病了。家长只有树立了正确的态度，才能引导患儿正确对待尿床，从而减轻尿床给其带来的心理压力和负担。遗尿可能会对患儿

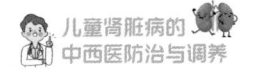

的心理造成很多的负面影响,如自卑、焦虑等。家长和医护人员应给予患儿足够的支持和鼓励,告诉患儿,尿床不是他们的错,而是他们身体生病了,只要他们勇敢面对、积极治疗,一定能克服这个问题。此外,尤其要注意避免责备和惩罚患儿,以免加重他们的心理负担,因为情绪波动可能会加重遗尿问题。

(4)药物治疗:在医生的指导下,药物治疗可以帮助缓解遗尿问题。例如,抗利尿激素可以减少尿量,提高膀胱的储尿能力;$β_3$肾上腺素受体激动剂通过松驰膀胱逼尿肌,增加膀胱容量并减少膀胱收缩次数,延长排尿间隔时间。然而,采用药物治疗需谨慎,应在医生的指导下进行。

(5)生活习惯:家长应鼓励患儿适量地参加运动和活动,培养健康的生活方式,让患儿养成良好的睡眠习惯,保证充足的睡眠时间,但是要尽量避免让患儿晚上参与剧烈运动,以免出汗多造成饮水多,增加尿床的风险。

(6)夜间唤醒:对于有严重遗尿问题,尤其是夜间多次尿床的患儿,夜间唤醒可能是一种有效策略。通过定期唤醒并引导他们排尿,可以帮助其减少夜间遗尿的次数。唤醒的目的是逐渐地建立一种条件反射机制,让患儿逐步把控排尿的时机,如膀胱充盈了就要起床去厕所。对于夜间唤醒困难的患儿或没有精力定期唤醒患儿的家长,可以考虑设置遗尿报警器,提醒患儿在膀胱充盈早期起床自主完成排尿。

遗尿问题需要综合心理、饮食、运动等多方面的护理措施进行解决。家长应关注患儿的身心健康,与医护人员密切合作,共同制订遗尿症的护理计划。通过科学的护理方法,帮助患儿克服遗尿问题。

二、肾病综合征
——中西医综合管理

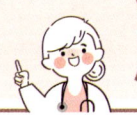

案例分享

潼潼(化名)今年3岁,是个活泼可爱、爱美的小姑娘。最近不知为何,早晨起来时潼潼妈妈发现潼潼的

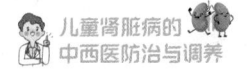

双眼总是有些浮肿，到下午的时候浮肿消退。起初，潼潼妈妈以为是她晚上没休息好，没太在意。渐渐地，潼潼的身体好像不受控制似的水肿起来了，不仅双眼肿得像鱼泡，原来漂亮的双眼皮也不见了，而且肚子和双脚都肿了起来。后来，潼潼还时不时喊肚子痛，没胃口。屋漏偏逢连夜雨，潼潼还发热、咳嗽。潼潼妈妈赶紧带她来小熊医院就诊。

到了小熊医院后，林医生根据潼潼的症状，心里已经有了初步的判断，建议潼潼先进行血常规和尿常规检查。30分钟过后，潼潼妈妈带着潼潼的报告再次来到林医生的诊室。

潼潼妈妈焦急地问："林医生，我拿潼潼的尿液去化验时，我发现潼潼尿液里有许多泡泡，这份报告里显示潼潼的尿蛋白++++，这是怎么回事啊？"

果不其然，检查结果印证了林医生的初步判断，潼潼的肾脏出现了病变，可能是肾病综合征。

林医生耐心地解释："潼潼妈妈，潼潼目前可能得了肾病综合征，这是一种常见的慢性肾脏疾病。在临床上，这个病的患儿往往表现为大量蛋白尿、低蛋白血症、水肿和高脂血症。潼潼目前需要住院治疗，一来是为明确诊断，二来实施治疗方案后评估疗效。"

潼潼妈妈依然很迷茫，但还是让潼潼住进了肾内科病房。进入病房后，潼潼妈妈发现这个从未听闻的疾病并不只是潼潼有，同病房大大小小的患儿都患上了这个病。此时，潼潼妈妈焦虑的状态得到了缓解：原来潼潼的病并不罕见。

小熊医生探案

什么是肾病综合征呢？

肾病综合征可发生于任何年龄，儿童多发生于学龄前，3~5岁为发病高峰。通常，我们每个人有两个肾脏，但也有种种原因导致肾脏先天发育异常，比如有些患儿生来只有一个肾脏，也就是"单侧肾缺如"。大部分新生儿肾脏都有一百万个肾单位，但如果是早产儿，可能就没有这么多。肾单位由肾小体和肾小管组成，而肾小体由肾小球和肾小囊组成，肾小球由丰富的毛细血管团构成，就像生活中过滤排污物质的滤网一样，它会滤过水分、肌酐、尿素这样的小分子物质，不允许血细

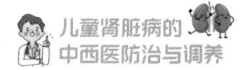

胞、蛋白质这样的大分子物质通过，因此它能帮助人排出身体水分、产生尿液，进而帮助排出身体代谢的产物。而肾小管就像长长的传送带，这些传送带上还会有各种"监工"，它们不仅排查肾小球滤过的物质，还会把对身体有益的成分如水分、电解质、葡萄糖等高效地重吸收回血液，并且这些"监工"也会分泌一些物质，以此达到保持内环境平衡的目的。

肾病综合征是指由多种原因导致的肾小球滤过膜屏障损伤，使得血液中大量蛋白质从尿中流失，表现为大量蛋白尿、低蛋白血症、高度水肿、高胆固醇血症的一组临床症候群。肾小球的滤过膜屏障就像生活中滤沙的筛网，筛网的孔径越大，被过滤出去的沙子就越多，换言之，肾小球的滤过膜屏障损伤越大，从尿液中漏出的蛋白质就越多。肾小球滤过膜这个"筛网"还有着独特的带电功能。也就是说，这个"筛网"正常时除了只允许一定大小的物质通过外，由于其带电的特性，使正负电荷相吸、负负电荷相排斥，基本不允许血液中带电的蛋白质"逃走"。

血液中大量的蛋白质从尿中漏出，会对患儿造成什么后果？

有人说，没有蛋白质，就没有新生命，这其实毫不夸张。因为蛋白质是体内所有细胞的主要构成和功能组件，是人体七种必需营养素之一，是生命的基础。它主要参与身体的各种代谢过程，以确保身体正常的生长、发育和能量供应。除此之外，蛋白质也是更新和修复组织和细胞的主要原材料。蛋白质对人体起着特殊且重要的作用，当人体缺乏蛋白质的时候，机体可能表现出免疫力下降的症状，如容易感冒、伤口不易愈合等。这也就解释了，肾病综合征的患儿为什么容易发热、咳嗽、拉肚子。由于体内的蛋白质流失得过多，而机体又来不及修复，免疫防御系统难以抵御细菌、病毒等的入侵，所以潼潼才会在全身水肿之后发热、咳嗽。

是什么原因导致患儿得肾病综合征呢？

其实，没有什么比家长问起这个问题更让医生感到无奈的了。虽然人类的科学技术飞速发展，医学水平也在不断提高，但是的确还有很多疾病难题尚未攻破。

目前认为肾病综合征发病的主要原因是免疫功能紊乱，也可能由遗传因素引起。现代免疫学认为，免疫系统的核心功能是识别自身、排斥异己，从而抵抗异物，维持机体自身稳定与健康。免疫系统具有三大功能：免疫防御、免疫监视、免疫自稳。免疫防御是指机体抵御外源性病原微生物，包括细菌、病毒、真菌以及寄生虫等，保护机体免患感染性疾病的功能；免疫监视指免疫系统识别、杀伤并及时清除体内突变细胞，防止出现肿瘤的功能；免疫自稳则主要是免疫系统识别机体内衰老、凋亡与坏死的细胞和免疫复合物，并及时将它们从体内清除，从而维持机体自身内环境稳定的功能。当上述免疫功能发生异常时，机体就会患上各种疾病。

很多家长会困惑：自己的家族中并没有肾病患者，何来遗传之说呢？孩子之所以长得像爸爸或者妈妈，是因为遗传了父母各一半的基因，这是遗传基因决定的。近年来，肾脏病学领域的一个突破性进展就是遗传性肾病综合征相关基因的发现。前面提到肾小球滤过膜是个筛网状的结构，除了有孔径，还带有电荷，目的是不允许血液中的蛋白质"逃走"。学者们发现，肾小球滤过膜这个筛网能否正常发挥功能，其实受多种基因影响。这些基因一旦出现异常，肾小球滤过膜这个"筛网"就无法阻挡血液中的蛋白质"溜走"。所以，婴幼儿（尤其是婴儿）被医生诊断为肾病综合征时，需要高度怀疑是由这些影响"筛网"的基因发生了变异而引起的。此时，医生会通过抽血检测患儿和父母是否存在相关基因变异，而这种变异是来源于父母还是基因的自我突变，则需要进一步鉴定，这种检测也为患儿父母将来是否可以再孕育生命以及为患儿的下一代做风险规避。

肾病综合征如何治疗？

目前临床推荐的一线治疗方法仍是糖皮质激素（简称激素）治疗。但是，家长们往往闻激素色变。这大概是因为人们对未知事物感到恐惧，也是因为人们对糖皮质激素的副作用存在担忧。那我们一起来认识下这个既可爱又可恨的激素。

糖皮质激素是人体肾上腺皮质所分泌的一种激素，主要影响人体正常物质代谢过程，缺乏时可引起代谢失调甚至死亡。在紧张、发热、外伤、手术等应激状态

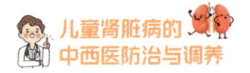

下，人体会分泌大量的糖皮质激素，以此适应内外环境变化所产生的强烈刺激，从而帮助人顺利度过应激状态。大剂量糖皮质激素具有抗感染、抗过敏和抑制免疫反应等多种药理作用。激素的抑制免疫作用多用于治疗多种免疫相关性疾病，其中就包括本书这一节讲的肾病综合征。

激素使用多久才能被认为治疗有效呢？肾病综合征是一种慢性肾脏病，和儿童平时的感冒不一样，评价激素治疗肾病是否有效，需要的时间比较长。目前，国内外都已经明确以足量激素治疗4周作为初始治疗效果评价的时间窗。所以，肾病综合征的治疗急不得，需要医生和家长有耐心。

激素是一把双刃剑，除了对肾病综合征有治疗作用，它有哪些副作用？

大剂量使用激素会抑制蛋白质合成，促进皮下脂肪分解，使脂肪重新分布于面部、胸部、背部及臀部，所以我们会看到肾病综合征患儿长期服用激素后呈现面圆、背厚、躯干部位发胖而四肢消瘦的特殊体型，也就是满月脸、水牛背的外观,并且身高增长也可能受到影响。不仅如此,长期使用大剂量激素还会引起骨质疏松,特别是对于脊椎骨,从而引起腰背痛,X线检查更易发现压缩性骨折;也会引起高血压、高血糖、激素性青光眼、白内障等症状(图2-7)。因此,肾专科医生会动态评估肾病患儿的生长发育状况,对偏离正常生长发育曲线的患儿尽早进行干预,并抽血检查他们体内的内分泌代谢水平,比如有无高血糖,是否存在潜在血糖调节受损;再比如,评估青春期肾病患儿的性腺激素变

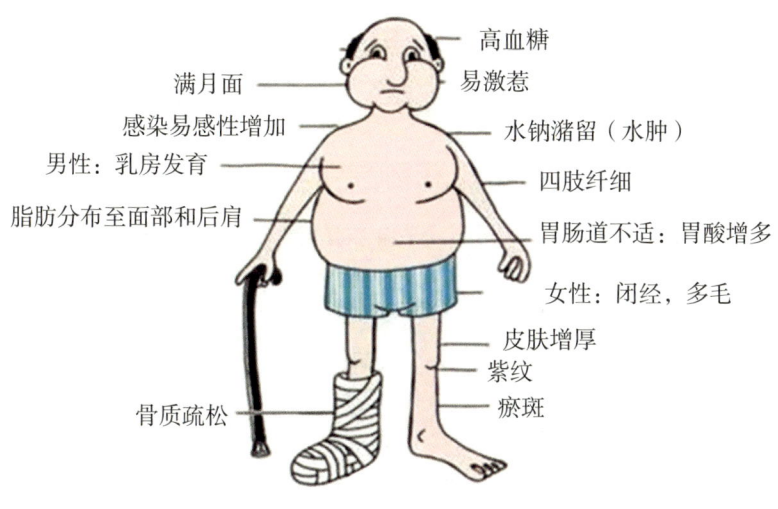

图2-7 激素的副作用

注:本图来源于网络。

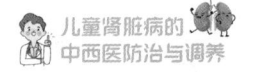

化,抽血检查激素治疗对其骨代谢水平的影响,检测骨密度,以便尽早发现和治疗骨质疏松;规律监测血压变化;定期检查眼底、测量眼压,以便及时发现并治疗激素相关的高眼压、白内障等并发症。正因为长期使用激素带来的诸多副作用,且肾病综合征容易复发,为解决这一问题,医生在激素的具体用药、剂量用法和疗程上会依据个体情况有所调整。

为了使肾病综合征治疗达标,并且尽可能减少复发,同时使激素副作用最小,我国多主张激素中、长疗程(一切顺利的情况下为6~9个月),首选药物是泼尼松。应注意,患儿不可擅自减停激素药物,需要在肾专科医生指导下减停激素药物,定期回访,在肾病控制稳定的情况下,同时监测药物的副作用。

说到这里,潼潼妈妈逐渐接受了潼潼进行激素药物的治疗,而且潼潼在口服足量激素药的第13天水肿就已完全消退,尿蛋白转阴,达到出院标准。但在病房里,潼潼妈妈也看到了不少反复住院的肾病患儿,所以她也特别担心潼潼的肾病治疗之路没法"断根"。这也是大多数肾病患儿家属特别担忧的问题:肾病综合征能彻底痊愈吗？

肾病患儿的治疗是考验耐心的过程，所幸的是，90%以上的肾病综合征患儿的激素治疗是有效的。在临床上，使用激素后，绝大多数肾病综合征患儿能在4周内水肿消退，尿蛋白转阴。在规律复诊下，他们是可以减停激素药的，一般来说，停用激素药的3～4年内无发生疾病复发，就代表肾病痊愈了，也就是说肾病综合征是可以临床治愈的。希望家长们在患儿治病过程中不仅要有耐心，更要有信心。

肾病综合征复发是正常的吗？

虽然绝大多数肾病综合征患儿的激素治疗是有效的，但其中有85%的患儿会有复发状况，另外也有10%左右的患儿的激素治疗无效，这些患儿就归属于难治性肾病综合征的范围。复发的原因可能是因激素药物减量，也可能是因为感染、劳累、皮肤黏膜屏障受损等，这种情况下，面对复发（尤其是频繁复发），比如半年复发2次及以上，或一年复发3次及以上，请家长们一定要有信心、耐心，与专科医生共同努力，寻找诱发因素，去除复发诱因，比如防治感染，避免劳累。而对于因激素药减量导致频繁复发的患儿，考虑到长期激素给患儿身心带来的副作用，专科医生会提出联合二线药物治疗，也就是使用其他免疫抑制药物，有口服药物如他克莫司、环孢素、吗替麦考酚酸酯等，也有静脉输液如环磷酰胺或生物制剂。医生会根据肾病患儿的个体情况，对二线药物进行选择，不仅如此，随着医学科学研究的不断进步，将来还会有更多新的治疗手段。所以，请家长们不要轻易放弃患儿的治疗。临床上有些初始激素治疗有效的肾病患儿，因为家长中途放弃治疗，或者自行选择民间"根治"肾病的配方，造成肾病快速进入肾衰竭阶段的遗憾。

什么是激素耐药？

临床上有10%左右的肾病患儿的激素治疗无效，也就是说临床上足量激素使用4周，尿蛋白仍偏高，我们称之为激素耐药。为了确定肾脏病变的原因和肾脏损伤程度，从而更精准地制定治疗方案和预测疗效，临床医生会对这类激素耐药型肾病患儿行肾穿刺活检术，并建议患儿与父母进行基因检测，从而检测操控肾小球滤过"筛网"的基因有无变异。

除了用激素治疗肾病外，还需要用哪些手段？

在开篇潼潼的故事里，潼潼妈妈在医生每日查房宣教下不断学习肾病相关知识，潼潼的肾病治疗也顺利进行，住院第12天，水肿消退，尿蛋白转阴，潼潼妈妈的焦虑不安比潼潼刚入院时缓解了许多。潼潼出院时，潼潼妈妈还向医生确认潼潼在今后生活中有哪些注意事项。比如，严重水肿时能正常喝水吗？哪些食物能吃，哪些不适合吃？生活上需要注意哪些？

（1）病情监测：水肿明显或出现大量蛋白尿，或有严重高血压时均需卧床休息，水肿较重且伴尿少者可配合使用利尿剂、抗凝剂，因此需记录患儿24小时排尿量、血压、体重等变化，并且需要动态监测血电解质、凝血功能等的变化。

（2）饮食管理：这是肾病患儿家长最关心的问题。显著水肿和严重高血压者应短期限制水钠摄入，每日钠盐摄入量为1～2 g；水肿消退、尿蛋白转阴、

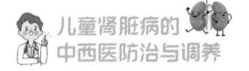

无高血压、病情缓解后无需继续限盐,但要少吃甚至不吃腌制、代加工食品。此外,也要注意饮食均衡:蛋白质摄入1.5~2 g/(kg·d),以优质蛋白(奶、鱼、蛋、禽)为宜,食物要新鲜,不偏食、不挑食,多吃瓜果蔬菜。在应用激素治疗过程中,食欲增加者应控制食量,足量激素治疗时每天应至少给予维生素D 400U及钙800~1200 mg。切记:饮食少一点、暖一点、淡一点、素一点、早一点。

(3)注意卫生,预防感染:肾病综合征的患儿由于疾病本身的原因,容易患感染性疾病,而感染可能诱发肾病复发。因此患儿在生活中应注意卫生,做到勤洗手、勤修剪指甲;早晚漱口和刷牙;清洁外阴;及时修补龋齿,防治口腔感染;避免到人多拥挤和通风不畅的环境中,避免交叉感染。

(4)合理作息,适度锻炼:患儿应学会正确睡眠方式,即避风、护肚、睡子午觉、早睡早起。"生命在于运动",肾病综合征患儿在疾病缓解期需要进行适度的身体锻炼,家长可陪同患儿一同活动,如快走、慢跑、散步、做晨操、练八段锦、打羽毛球等。这些活动不仅有利于疾病的恢复，可防止肥胖和骨质疏松，增强体质，还能增进亲子关系。

（5）保持良好心态：通过治疗，肾病缓解，蛋白尿阴性稳定时，可以让患儿上学，让他们尽可能回到正常的生活中，培养患儿自强不息、与人为善、知足常乐的心态。

（6）保持学习：所谓"知己知彼，百战百胜"，家长们可以和患儿一起学习，了解更多关于肾病的相关知识，减少彼此的焦虑，与患儿一起从容面对治疗过程中困难的日子。

小熊中医告诉你

肾病综合征属于中医学"水肿"中"阴水"的范畴，为肺、脾、肾三脏亏虚所致，特别是脾肾亏虚。小儿先天不足，或久病体虚，均会使肺、脾、肾三脏功能失调，从而导致水液的运化障碍，泛滥肌肤而成水肿。

肾病综合征患儿有哪些中医体质特征？

（1）肺脾气虚型：此类型患儿容易头面浮肿，小便减少，面色苍白，易疲乏，胃纳差，大便稀烂，多汗，容易反复感冒，偶尔咳嗽，舌质淡胖，舌苔薄，脉细。

（2）脾肾阳虚型：此类型患儿有明显浮肿，以腰腹、下肢水肿为主，面色白无光泽，常觉寒冷，手脚不温，易疲乏，经常困倦，小便少，会伴有胸水、腹水，胃纳差，大便稀烂，恶心想吐，舌质淡胖或有齿痕，舌苔白，脉沉。

（3）肝肾阴虚型：此类型患儿偶感头痛头晕，自觉心烦，口干咽燥，手足心热，面色潮红，双眼干燥或视物不清，面部有痤疮，失眠多汗，舌质红，舌苔少，脉弦细数。

（4）气阴两虚型：此类型患儿面色无光泽，容易觉得累，多汗，易感冒，头晕耳鸣，口干咽燥或长期咽痛，咽部暗红，手足心热，舌质稍红，舌苔少，脉细弱。

如何根据体质辨证选择口服的中药？

（1）肺脾气虚型：黄芪、白术、茯苓、泽泻、猪苓、车前子、桂枝、防己。

（2）脾肾阳虚型：附子、干姜、茯苓、白术、白芍、生姜、厚朴、大腹皮、草果仁、木香、木瓜、炙甘草。

（3）肝肾阴虚型：熟地黄、山药、山茱萸、牡丹皮、茯苓、泽泻、知母、黄柏。

（4）气阴两虚型：熟地黄、山药、山茱萸、牡丹皮、茯苓、泽泻、黄芪。

以上药物均需要在中医师辨证后方可使用。

肾病综合征常用到的中成药有哪些？

（1）肺脾气虚型：玉屏风颗粒、黄芪颗粒。

（2）脾肾阳虚型：百令胶囊、济生肾气丸、肾康宁片。

（3）肝肾阴虚型：知柏地黄丸。

（4）气阴两虚型：槐杞黄颗粒。

以上药物均需要在中医师辨证后方可使用。

中药药膳——肾病综合征患儿的饮食调理

❶ 肺脾气虚：芡实莲子粥

芡实15 g、莲子15 g、白果10颗、粳米500 g。

芡实性味甘涩平，入脾、肾经，具有补脾祛湿、益肾固精的功效。莲子性味甘涩平，入心、脾、肾经，有涩精固肾的功效。

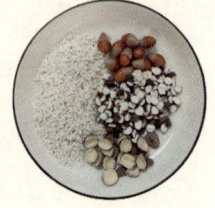

❷ 脾肾阳虚：黄芪枸杞炖鸡

黄芪20 g、党参10 g、芡实10 g、山药10 g、菟丝子10 g、鸡肉300 g、蜜枣1枚。

菟丝子性甘温，入肝、胃、脾经，有补肾益精的功效。黄芪味甘，性微温，入脾、肺经，有补气固表、利尿的功效。

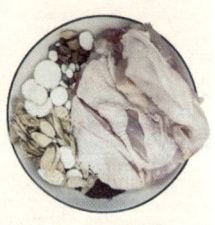

❸ 肝肾阴虚：枸杞麦冬煲鸡蛋

枸杞子30 g、大枣5枚、麦冬10 g、天冬10 g、山药10 g、鸡蛋2个。

枸杞子性味甘平,入肝、肾经,具有滋肝、补肾之效。山药性味甘平,入脾、肺、肾经,有益气养阴、补脾肺肾的功效。

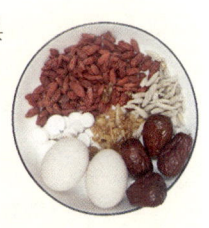

❹ 气阴两虚:西洋参熟地山药煲猪骨

西洋参10 g、熟地10 g、山药10 g、茯苓10 g、猪骨250 g、蜜枣1枚。

西洋参性味甘微苦凉,入心、肺、肾经,具有补气养阴、清热生津的功效。熟地性微温甘,入肝、肾经,有补血生津和滋肾养肝等功效。

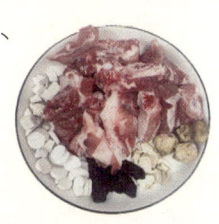

反复发作的肾病综合征患儿可以怎样进行中医调理?

平素易出汗、疲倦、感冒的患儿,建议少食冷饮、水果和寒凉性的食物,多晒太阳,尽量保持在夜间九点半前睡觉。因服用激素而平素胃口较佳的患儿,特别是平日饮食以肉食偏多者,要尽量避免积食。若患儿出现口臭、眼睛分泌物多、便秘、夜间睡眠欠佳等情况，要及时健脾消积食，可食用山楂10 g、谷芽10 g、莱菔子10 g消食导滞。

建议容易积食的患儿每周服用2次此方。

肾病综合征患儿适用的中医外治疗法有哪些？

（1）耳穴压豆：血压偏高的患儿可以贴压肝、脾、肾、神门、内分泌、肾上腺、降压点、降压沟等穴位。睡眠不安可以贴心、枕、胃等穴位，便秘加贴大肠、直肠、皮质下等穴位。胃纳欠佳可贴脾、胃、肾、小肠等穴位。每次贴单侧耳，双耳交替贴压，每周2次。

（2）沐足：在患儿水肿期可给予行气利水方以利水消肿。平时患儿要预防感冒、增强体质，可一周给予2次防感方进行沐足。患儿出现睡眠不安，或者难入睡的情况，可给予不寐方沐足5天以改善睡眠。身高偏矮的患儿，在没有感染的情况下可隔日给予促长方沐足。胃纳欠佳的患儿，可给予脾虚方沐足5天以健脾开胃。

（3）小儿推拿：患儿出现积食等症状时，可以用摩腹、运板门、运内八卦的手法消食导滞。经常容易感冒的患儿，可用开天门、推坎宫、运太阳、揉耳后高骨的手法预防感冒。夜间出现睡眠不安的患儿，可用的推拿手法有捣小天心、摩囟门、运板门。

（4）针刺疗法（建议在医院操作）：伴高血压的患儿，可针刺太冲、太溪、降压穴、头痛穴等穴位降压。

（5）功法导引：促长补肾功法，练习八段锦、六字诀等。

（6）香囊：容易感冒的患儿可以佩戴防感香囊以预防感冒。

（7）音乐疗法：夜间听古琴演奏的音乐具有助眠安神的功效。肺脾气虚患儿可听《秋湖月夜》《平湖秋月》。脾肾阳虚患儿可听《梅花三弄》《平沙落雁》。肝肾阴虚患儿可听《江南丝竹》《江南好》。气阴两虚患儿可听《文王操》《苏武牧羊》。

小熊护理

根据发病原因，肾病综合征可分为原发性肾病综合征和继发性肾病综合征。原发性肾病综合征是由原发

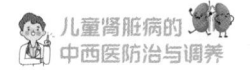

性肾小球病引起的一组临床症候群，是一种以大量蛋白尿、高度水肿、低蛋白血症、高脂血症等为主要临床表现的疾病。

临床上会根据患儿的临床表现及其生病特点，主张优质蛋白、低脂、低盐饮食，其中以优质蛋白为主，占60%左右，如鲜牛奶、鸡蛋清、精瘦肉等，此外还有鱼类、麦谷、蔬菜、瓜果等。另外，患儿每日应摄入一定量的碳水化合物以补充热量。有水肿、血压增高、尿少者，钠盐的摄入量应控制在1~3 g/24 h，进水量则为前一天总排出量加500 mL，待水肿消退后可适当放宽。但是，对于一些水肿持续不消退的患儿，长期限盐会导致患儿不配合，可在应用强利尿剂的同时，适当增加食盐的摄入量以促进食欲，同时保证蛋白质的摄入，提高患儿自身免疫力。而针对高脂血症者应限制脂类的摄入，特别是对富含胆固醇的食物，如肥肉、动物内脏、鱿鱼、鱼籽、虾等，以上食物应少吃或不吃。长期排出大量蛋白尿者，会引起钙、磷缺乏，易致骨质疏松，出现低血钙，故应补充含丰富钙质的食物，如牛奶、奶酪、虾皮、木耳、黑大豆、紫菜等。

中医讲究辨证施治，同时也讲究辨证施护，不同阶段的肾病综合征，需要以不同中医证型为基础进行针对性护理。脾虚湿重者，可适当食用健脾渗湿利水的食物，如赤小豆、绿豆、薏苡仁、扁豆、西葫芦、山药、冬瓜等。脾肾阳虚者，宜适当食用温补之品，如牛肉、桂圆，少佐生姜、桂皮，以温补脾肾；阴虚者应忌食辛辣刺激食物，如桂皮、花椒、香葱、大蒜等，宜以清淡饮食为主。

除此之外，中医治疗上可通过针刺脾俞、胃俞或自我按摩足三里等健脾和胃的穴位，使营养成分得到充分的消化和吸收。

食物是营养的主要来源，是健康的根本，营养和饮食的主要意义就是在于维护机体的正常生长，有研究显示，通过中医辅助护理模式，患儿病情恢复得较好，如果饮食安排不合理，会导致患儿疾病复发甚至加重，若能够将中医饮食护理模式贯穿其中，可最大化程度地缩短患儿的康复时间。

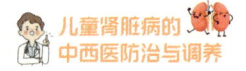

三、紫癜性肾炎

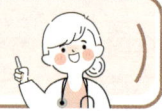

案例分享

2023年11月,5岁小男孩西西(化名)被妈妈带到小熊医院门诊就诊。在诊室里,西西哭哭啼啼。西西妈妈也是神情焦虑,向医生诉说着情况:西西1个月前总是不停喊膝盖痛,当时西西妈妈以为他是长个子,是生长痛,就没有留意。但是2天前,西西妈妈给西西洗澡发现他的双脚背部出现了不少鲜红色的疹子,摸上去还有些凸起,但是西西表示没有感到瘙痒和疼痛,于是西西妈妈以为是被蚊虫咬到了。最近,这种奇怪的疹子在西西脚踝和小腿上变得越来越多,有时他还喊肚子疼!西西平时很健康,这段时间的怪现象到底是怎么了呢?

西西妈妈说刚开始带西西在家附近的卫生院看医生,开了口服激素药,很快西西的皮疹、腹痛、膝盖疼的症状就消失了,可是腿上的疹子总是反反复复。西西妈妈更加担忧了,急忙带西西去市级医院就诊,结果西西的血液检查提示低白蛋白血症，而且尿常规还显示尿蛋白++、尿红细胞阳性。当地的医生说西西可能肾脏有问题，这可吓坏了西西妈妈，赶紧来小熊医院，希望肾内科的医生能够帮助他们明确诊断。

小熊医生探案

小熊医院肾内科医生建议西西住院明确诊断。经过一系列的血液、尿液以及影像学检查后，西西被诊断为"过敏性紫癜、紫癜性肾炎"。医生告诉西西妈妈：因为西西的尿蛋白量比较大，需要做肾脏穿刺活检明确肾损伤的具体病理类型来帮助医生确定治疗方案。

什么是肾活检呢？

肾活检就是医生通过超声定位后，使用肾活检穿刺针快速地取到一段0.5 mm粗细的肾组织，然后通过各种实验室特殊染色，利用显微镜观察肾脏的病变情况。肾活检是诊断肾脏病非常关键的技术手段。

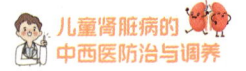

肾活检会给患儿会带来伤害吗？

很多患儿家属都觉得肾活检穿刺术非常可怕，但实际上，我们每个人的1个肾脏就有大约一百万个肾单位，医生的穿刺针只会取到20～50个肾单位，对肾脏本身的影响非常小。肾脏活检穿刺后患儿需要保持安静和尽量减少腰腹部的活动，充分卧床休息，让穿刺的部位尽量减少出血，一般休息3天就可以出院回家了。

通过肾脏活检穿刺，医生明确了西西的紫癜性肾炎目前处于Ⅲb级，需要给予联合药物治疗积极处理。通过一段时间的治疗后，西西的蛋白尿症状消失了，皮疹也不再复发。西西和妈妈脸上重新展露了开心的笑容。

小熊医生讲科普

西西得的过敏性紫癜和紫癜性肾炎是个什么病呢？下面就由小熊医生为您答疑解惑！

什么是过敏性紫癜呢？

过敏性紫癜，现在最新的医学名称是IgA血管炎，是儿童最常见的小血管炎，发病率为（3～27）/10万。

从人群的角度看，儿童患过敏性紫癜比例为90%，成人患过敏性紫癜的比例仅为10%。患过敏性紫癜的男女性别比例为2∶1，换言之，男性患儿患过敏性紫癜的概率更高，这个疾病在冬季尤其多发。过敏性紫癜的病理改变是以免疫球蛋白IgA为主的免疫复合物沉积在受累脏器的小血管壁，进而引起局部坏死性小血管炎。患儿的临床表现有皮肤紫癜、关节肿痛、腹痛和肾损害。发病前，患儿常有感染（尤其是上呼吸道感染）等前驱病史。该疾病的预后多数良好。过敏性紫癜肾脏受累又被称为过敏性紫癜性肾炎，在过敏性紫癜患儿中的发生率为30%～70%，有些报道中的发病率甚至更高。过敏性紫癜性肾炎多发生在皮肤紫癜出现后半年内，主要表现为血尿和蛋白尿，部分重症患者会引起肾功能损伤。

过敏性紫癜是由什么原因引起的呢？过敏性紫癜是过敏性疾病吗？

很多家长都十分关心：孩子为什么会得过敏性紫癜？这个疾病的名称中有"过敏"二字，这个疾病是由过敏引起的吗？

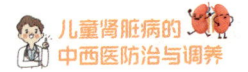

实际上，目前医学界还没有研究清楚真正导致过敏性紫癜的确切病因和具体机制。相对明确的是，这个疾病和患儿自身的免疫功能特点、遗传特征和其所处的环境都有关系，是多个因素相互作用导致的疾病。

在临床中，医生常常会观察到过敏性紫癜的患儿在紫癜发作前往往有过呼吸道、消化道等的感染病史。实际上，科学研究也发现细菌与病毒感染和过敏性紫癜的发生确实有一定的关系。比如常见的导致呼吸道感染的溶血性链球菌，流感、风疹、水痘等病毒感染，还有寄生虫感染等刺激因素，也可能导致患儿发生过敏性紫癜，其中以蛔虫感染最常见。

此外还有食物及药物的因素，食物中以动物性食物为主，主要有鱼、虾、蟹、牛奶、蛋、鸡等。药物类包括部分抗生素作用，还有一部分更少见的原因，比如寒冷、外伤、昆虫叮咬、花粉、接种疫苗、结核菌素试验，甚至精神因素等。

过敏性紫癜有哪些表现呢？

过敏性紫癜可以表现为经典四联征：①出血点或紫

癜；②关节炎/关节痛；③腹痛；④肾病。但这些症状不一定同时出现，具体可分为肾脏以外表现和肾脏表现两个方面。

1. 肾脏以外的主要表现

❶ 皮肤紫癜：就是皮肤出现紫红色或者淡红色的皮疹，呈点状或者片状，压之不褪色，常为过敏性紫癜的首发症状和主要临床表现（图2-8）。紫癜可发生在四肢远端如小腿、小臂，或者臀部及下腹部。紫癜多呈对称性分布，常常会分批出现，但一般不遗留疤痕，也有一些皮肤紫癜出现在较为隐蔽的身体部位（比如耳后），需要仔细查找。

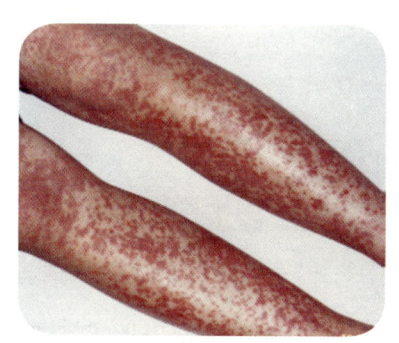

图2-8　皮肤紫癜

❷ 关节痛：过敏性紫癜患儿出现关节疼痛的情况也较常见，这种关节痛多表现在多处关节，疼痛的部位不固定，其中膝关节和足部踝关节是最容易出现疼痛和关节肿胀的部位。患儿往往表现为步行困难，走路跛行，关节局部肿胀。

❸ 腹痛：胃肠道分布着丰富的小血管，也是过敏性紫癜容易累及的器官。患儿主要表现为腹痛，常表现为阵发性绞痛，伴恶心、呕吐和黑便。腹部疼痛常见部位是肚脐周围和上腹部的剑突下。

❹ 少见症状：过敏性紫癜是小血管的炎症，所以理论上说只要有丰富小血管的器官都可能受累，在临床上除了皮肤紫癜、腹痛和关节痛，比较少见的还有神经系统的受累，患儿会表现为头痛、抽搐、脑病、局灶性神经功能障碍、共济失调、脑内出血以及中枢和周围神经病变等。

2. 肾脏受损的主要表现

当过敏性紫癜影响到肾脏时，一般病情相对较复杂，每个患儿的受损程度表现出很大的差异性，比如有些患儿可能只是镜下血尿和蛋白尿，但有部分患儿会表现出较严重的大量蛋白尿、水肿和高脂血症等肾病综合征的特征，甚至个别患儿会发生急性进展性的肾功能减退。需要强调的是：肾脏受累程度与皮肤、胃肠道和关节受累的程度并不平行，也就是非同步发生，可能是在皮肤紫癜消退后才会逐渐出现肾脏受损的情况，因此需要家长密切留意，定期带患儿去医院检查，避免因漏诊而错过最佳治疗时机。

过敏性紫癜一定需要做肾活检吗？什么时候做合适呢？

并非所有诊断为过敏性紫癜的患儿都需要做肾活检。通常情况下，过敏性紫癜只有在出现肾脏损害的症状，比如出现蛋白尿、血尿、高血压、肾功能损害等情况时才必须做穿刺。2016年，我国的紫癜性肾炎诊治循证指南建议，在过敏性紫癜病程6个月内，出现血尿和/或蛋白尿即可临床诊断为紫癜性肾炎。其中血尿和蛋白尿的诊断标准分别如下：

（1）血尿：肉眼血尿或1周内3次镜下血尿红细胞>3个／高倍视野（HP）。

（2）蛋白尿（满足以下任一项者）：①1周内3次尿常规定性显示尿蛋白阳性；②24 h尿蛋白定量＞150 mg或尿蛋白／肌酐（mg／mg）＞0.2；③1周内3次尿微量白蛋白高于正常值。

肾脏病理检查是明确紫癜性肾炎病变程度的重要手

段。临床上一般选择在患儿皮肤、关节或者消化道症状平稳的状态下对患儿行肾穿刺活检,因此如果患儿处于血管炎症活动期,比如有皮肤紫癜、关节肿痛、腹痛甚至消化道出血这些临床表现的时候,则不适宜行肾穿刺活检术,因为在此情况下穿刺后出血的风险比较大。

过敏性紫癜一定要忌口吗?

处于紫癜急性期的患儿应尽量卧床休息,同时尽力为患儿查找和去除诱因;预防上呼吸道感染,清除慢性感染病灶,避免再次接触过敏原;患儿多需要忌口,应根据临床情况的严重程度决定忌口程度,在呕吐、腹痛严重的情况下需要禁食,症状好转后逐渐过渡至白粥、肉粥等半流质饮食。只要没有明确的食物过敏症状,在病情缓解期无需特别禁食蛋白质食物。应注意出入量、加强营养和维持水和电解质平衡。对于有水肿、高血压或者大量蛋白尿的症状患儿应予低盐、低蛋白饮食,控制水分摄入量。消化道严重出血者应禁食,同时给予胃肠外营养。临床上依据患儿的临床表现和肾脏活检的病理分级结果进行紫癜性肾炎的治疗,激素是治疗紫癜性肾炎的一线药物。长期服用激素确实存在一定的副作用（在肾病综合征的相关章节中有详细介绍），但紫癜性肾炎同肾病综合征一样，合理、规范用药才能获得临床缓解。只有家属及时按照医生的嘱托门诊随诊，在医生的指导下规律地减少激素，激素相关副作用会随着剂量的减少和停药逐渐消失。

过敏性紫癜的患儿可以吃中药吗？

众所周知，中医是中华文化的瑰宝，在实践中解决了很多疾病问题，也越来越受到国内外科学家的认可。对于过敏性紫癜的患儿，接受规范的中医治疗，对缓解疾病、减轻激素的副作用是很有帮助的。需要强调的是，儿童处于发育阶段，各器官功能未成熟，中医对患儿的辨证论治比成人显得更加复杂和多变，需要在正规医院中医师的指导下合理进行中医治疗。家长千万不要把中医和无固定诊所、四方行医的人画等号，也不要因为治病心切，急于求成，相信民间流传的土方子，让紫癜患儿的肾脏承受不合理的中药配伍，甚至遭受中草药肾毒性的额外打击。

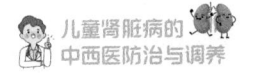

过敏性紫癜属于自限性疾病，患儿多数预后较好。95%的患儿可被治愈。小部分出现肾脏损害的患儿可能会病情恶化，比如出现肾脏功能不全的症状。总体来说，患儿及其家庭可拥有正常的生活。在过敏性紫癜症状消失6个月以内以及疾病的各个时期应都进行尿液检测，这可以及早发现患儿肾脏病变情况。在饮食方面，只要没有明确食物过敏史，即可为患儿制定合理且营养均衡的饮食方案。对于成长中的患儿，我们推荐健康、均衡的饮食，这能够提供足够的蛋白质、钙和微量元素。关于运动，在急性期，患儿应尽量卧床休息，减少高强度活动。病情控制平稳后，如无新出皮疹或者发生关节肿痛，建议让患儿参与低强度体育活动，并嘱咐他们在关节疼痛时立刻停止运动。同时建议体育教师教会患儿预防运动损伤的发生，特别是青少年。一般来说接种疫苗不会增加疾病风险，也不会造成患儿的严重不良事件。但是患儿应避免在应用大剂量激素或免疫抑制剂期间接种疫苗。总的来说，接种疫苗的时机以及疫苗的种类一定要遵循专科医生的建议。

小熊中医告诉你

过敏性紫癜性肾炎依据其临床表现可分属不同范畴，以皮肤紫癜为表现者可归属于"紫癜""紫癜风"和"葡萄疫"等范畴；以血尿为重者归属于"尿血"的范畴；以蛋白尿为重者归属于"尿浊""水肿"范畴。这一疾病的外因多为受风热、邪毒，或进食鱼、虾、辛辣食物等燥热腥发动风之物；内因主要为素体有热，血分伏热。其早期证候多属实证，后期多属虚证，病程中易夹瘀血、风热等兼证，为虚实夹杂之证，治疗以扶正祛邪为主，多从肺、脾、肾论治。

过敏性紫癜肾炎患儿有哪些体质特征？

（1）湿热内浸型：多见于长期或大量使用激素后的患儿。症见皮肤大量紫癜。尿中多泡沫，小便呈茶色。胃纳欠佳，容易疲倦乏力，头身困重，或颜面、下肢水肿，或皮损溃烂，或关节肿痛。舌质红，舌苔黄腻，脉滑数。

（2）阴虚火旺型：此类患儿通常病程较长，多见于长期或大量使用激素后。症见紫癜反复发作，量少。尿中多泡沫，小便呈淡茶色，同时有血尿和蛋白尿。易腰膝酸软，咽干口燥，双手足心热，盗汗，头晕耳鸣，面色潮红。咽部暗红，舌质嫩红或绛红，舌苔少或无舌苔，脉细数。

（3）肺脾气虚型：此类患儿通常病程较长，平日易感冒，感冒后病情加重。症见紫癜反复发作，量少。尿中多泡沫，小便色红。或偶伴有肢体水肿，多汗，容易乏力，气短懒言，口淡不渴。舌淡有齿痕，舌苔白，脉沉细。

（4）气阴两虚型：此类患儿通常病程较长，见于长期或大量使用激素后。紫癜反复发作，量少。症见尿中多泡沫，小便少茶色。自汗，容易乏力，易感冒，双手足心热，盗汗，面色潮红。舌红少津，舌苔薄或无舌苔，脉细无力。

（5）脾肾阳虚型：此类患儿通常病程较长，紫癜反复发作，量少。症见尿中多泡沫，小便色红。有水肿，尿少，畏寒，四肢冰冷，面色苍白，神疲乏力，胃纳差，大便稀。舌体胖大且边有齿痕，舌苔白，脉沉细或弱。

（6）血瘀证：皮肤见紫癜，有关节疼痛，腹痛，肌肤甲错。舌质紫暗或有瘀斑，脉细涩。

（7）风热证：多伴有上呼吸道感染症状。可见鼻塞，流涕，咳嗽，咽红，偶或伴发热，或皮肤紫癜、色红。舌红，舌苔薄白，脉浮数。

（8）血热证：此类患儿病程短，有皮肤紫癜，色赤红或紫红，数量多，面积大。或伴有腹痛，便血，小便色黄或红。舌质红或紫红，舌苔黄干，脉洪数或弦滑。

过敏性紫癜肾炎常用的中药有哪些？

常用于治疗过敏性紫癜肾炎的中药有生地黄、丹皮、赤芍、当归、白茅根、黄芪、丹参、紫草、小蓟、茯苓、连翘、甘草、川芎、白术、蝉蜕等。

以上药物均需要在中医师辨证论治后方可使用。

中药药膳——过敏性紫癜肾炎患儿的饮食调理

❶ 湿热内浸型：地叶饮

生地10 g、淡竹叶5 g、茯苓15 g，煎煮去渣后当茶饮。

生地黄味甘、苦,性寒,入心、肝、肺经,具有清热凉血的功效。淡竹叶味甘、淡,性寒,入心、肾经,具有清热、除烦、利尿的功效。

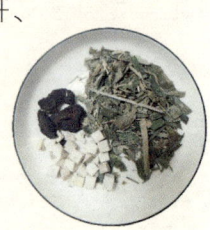

❷ 阴虚火旺型:滋阴降火汤

熟地10 g、山药10 g、茯苓10 g、陈皮2 g、麦冬5 g、无花果1个、瘦肉200 g。

麦冬性味甘,微苦,微寒,归心、肺、胃经,具有养阴生津、润肺清心的功效。无花果性味平,甘,归肺、胃、大肠经,具有清热生津、健脾开胃、解毒消肿的功效。

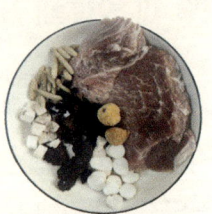

❸ 肺脾气虚型:玉屏瘦肉汤

黄芪15 g、白术10 g、陈皮3 g、蜜枣1个、瘦肉200 g。

白术性味苦、甘而温,入脾、胃经,具有补气健脾、燥湿利水、止汗等功效。陈皮味辛、苦而温，入脾、肺经，具有理气开胃、燥湿化痰、治脾胃病的功效。

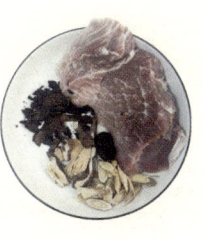

❹ 气阴两虚型：生地麦冬煲猪骨

生地15 g、枸杞子10 g、芡实10 g、麦冬10 g、百合10 g、脊骨500 g。

百合味甘，性寒，归心、肺经，具有养阴润肺、清心安神的功效。猪脊骨味甘、性微温，入肾经，具有滋补肾阴、填补精髓的功效。

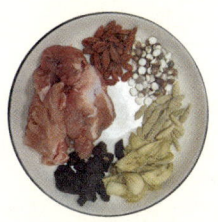

❺ 脾肾阳虚型：生熟地煲鸡

熟地10 g、生地10 g、枸杞子10 g、黄芪10 g、麦冬10 g、山药10 g、茯苓15 g、鸡肉适量。

茯苓性味甘平，入脾、胃经，有健脾益气、利水的功效。鸡肉性味甘，入脾、胃经，具有健脾益气、添精补髓的功效。

❻ 血瘀证：四物饮

当归5 g、山楂5 g、白芍5 g、熟地10 g，煎煮去渣后当茶饮。

当归味甘、辛，性温，入肝、心、脾经，具有补血活血、调经止痛、润肠通便的功效。白芍性微寒，味苦、酸，入肝、脾经，具有平肝止痛、养血调经、敛阴止汗的功效。

❼ 风热证：双花饮

金银花10 g、桔梗5 g、淡豆豉5 g，煎煮去渣后当茶饮。

金银花味甘，性寒，入肺、脾、胃经，具有清热解毒、凉血、通经活络的功效。淡豆豉味苦、辛、寒，入肺、胃经，具有解表、除烦、宣郁、调中的功效。

❽ 血热证：水牛地黄煎

水牛角15 g、生地10 g，煎煮去渣后当茶饮。

水牛角味苦，性寒，入心、肝经，具有清热凉血、解毒、定惊的功效。

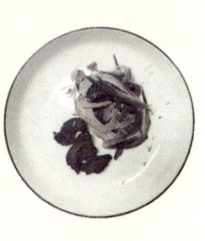

适合过敏性紫癜患儿的中医外治疗法有哪些？

（1）耳穴压豆：可贴压内分泌、神门、肾上腺、耳尖、肝、风溪等穴位。睡眠不安者加心、枕、胃穴位。便秘者加大肠、直肠、皮质下穴位。腹痛者加脾、胃、腹穴位。胃纳欠佳者加胃、小肠穴位。每次贴单侧耳，双耳交替贴压，每周2次。

（2）小儿推拿：腹痛的患儿，可给予摩腹手法进行推拿。积食的患儿，可以用消食导滞的手法进行推拿，如摩腹、运板门、运内八卦。平时容易感冒的患儿，给予开天门、推坎宫、运太阳、揉耳后高骨等手法预防感冒。睡眠不安的患儿，可捣小天心、摩囟门、运板门以安神助眠。

（3）功法导引：促长补肾功法，如八段锦、六字诀等。

（4）香囊：容易感冒的患儿可以佩戴防感香囊以预防感冒。

（5）中药热奄包（建议在医生指导下使用）：可治疗表现为腹痛的过敏性紫癜肾炎患儿。

（6）其他腹痛的患儿可以给予中药封包（吴茱萸、莱菔子等）缓解症状。

小熊护理

1. 过敏性紫癜肾炎患儿的饮食注意事项

民以食为天，但不合理的饮食可能会诱发疾病，尤其是对于过敏体质的患儿。过敏可引发皮肤紫癜、腹痛及关节痛等症状，由此继发的肾病称为过敏性紫癜肾炎，那么患儿在饮食方面有哪些注意事项呢？

饮食宜富含营养，易于消化，多食新鲜蔬菜、水果类食物。要清淡饮食，低盐，低脂，注重优质低蛋白和高维生素饮食，禁食辛辣刺激性食物。可吃富含维生素C的食物，比如柚子、橙子、柑橘、苹果、柠檬、草莓、猕猴桃、西红柿以及各种绿叶蔬菜等。尽量少食或不食含食品添加剂的食物。

2. 过敏性紫癜肾炎不同时期的饮食

（1）发病初期：以清淡易消化食物为主，如米汤、稀饭、烂面条、软米饭等。

（2）病情缓解期：先加少量常见蔬菜，如炒土豆、西红柿等，先给一种，后逐步加量，增加品种，注意"少量、递增、不适即停"的原则。

（3）皮疹消退期：消退2～4周，可添加少量新鲜的瘦肉类食物。消退3～4月后可添加鸡蛋，烹饪方式由水煮过渡到1个月后的炒、煎等。病情稳定6个月后才能添加牛奶和奶制品。1～2年后才能添加海产品。

不管是在哪个时期，都要检测食物过敏原，根据结果调整食物的种类，以减少过敏症状的发生。

四、胡桃夹综合征

案例分享

肾内科门诊接诊了一名患儿,是高高瘦瘦的女孩小清(化名),陪同她的是满脸焦虑的妈妈。细问之下得知,小清今年7岁,上二年级,就诊当天体育课运动后感到腰部酸痛,在课堂上运动时没有撞伤,平时身体状况良好,小清的父母双方家族中也没有肾脏相关疾病的患者,于是小清妈妈忐忑之下带小清前往医院就诊,没想到在尿液中检测到异常,发现了血尿。经过仔细地询问小清的病史和进一步B超检查,医生告诉小清妈妈,引起小清腰痛、血尿的原因是胡桃夹综合征。小清妈妈表示,未曾听说过这个疾病,对此病有很多疑惑:它是怎样发生的呢?除血尿外还可能出现其他什么表现?需要怎样治疗?预后又将如何?

的确,有很多家长对胡桃夹综合征这个疾病的名字并不熟悉,有些家长是因为患儿突然排血色尿,或验尿时发现有血尿、蛋白尿,甚至出现腰疼、血尿引起的贫血才带患儿就诊,才得知这个特殊的疾病。

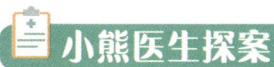

为什么叫"胡桃夹综合征"呢?

胡桃夹综合征的命名相当不容易,历经40余年才真正被确立。早在1937年,解剖学家Grant就发现了"胡桃夹现象",用于描述无症状的左肾静脉扩张。到了1950年,El-Sadr和Mina首次发现了左肾静脉受压的现象,但在当时并未引起社会的重视。直到1972年,比利时医生De Schepper通过对病人进行膀胱镜检查,并分次留取病人尿液,进一步证实了左肾静脉受压会引起左肾出血,De Schepper将这个现象命名为"胡桃夹综合征",也就是左肾静脉压迫综合征,至此,才总算是给它"冠名"。

什么是胡桃夹综合征?

胡桃夹综合征也叫左肾静脉压迫综合征,顾名思义就是左侧肾静脉受到像裂开的胡桃样的夹角压迫而发生

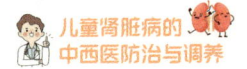

的一系列临床症状。其具体定义如下：左肾静脉汇入下腔静脉前在腹主动脉和肠系膜上动脉之间的夹角变小而受到挤压，引起血流受阻，左肾静脉内压力增高，从而出现血尿、直立性蛋白尿及左侧腰腹痛等一系列临床症状，故称为胡桃夹综合征。

哪类人群更容易出现胡桃夹综合征？

在国内，有研究统计出胡桃夹现象在正常儿童中的发生率为13.82%，但是胡桃夹综合征的发病率不详。胡桃夹综合征可发病于各个年龄段的人群，可以在儿童期发病，也可以在成年后发病，并且无性别差异性。在青春期身高增长迅速的时期更容易发病，体形瘦长、体脂含量低的儿童患胡桃夹综合征的风险更高。小清虽然只有7岁，身高已经达135 cm，体重为20 kg，体形瘦长，符合胡桃夹综合征高发人群的特点。

胡桃夹综合征是如何引起的呢？它的病因是什么？

在了解病因之前，先来了解一下人体正常的左肾静脉特征。正常情况下，大多数人的左肾静脉行走于腹主动脉和肠系膜上动脉形成的夹角之间，左肾静脉的血液回流至下腔静脉这根大血管里。也有部分人的左肾静脉穿行于腹主动脉和脊柱之间的夹角，血液再回流至上腔静脉。腹主动脉和肠系膜上动脉的夹角一般为45°~60°，脂肪、淋巴结、腹膜和神经纤维丛等组织填充于夹角，这些"填充物"使得左肾静脉不容易受压变形（图2-9）。

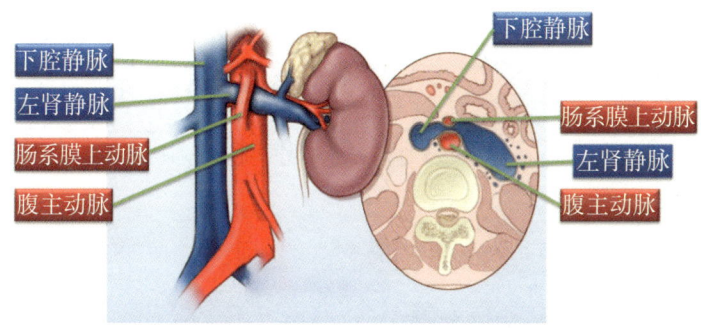

图2-9 胡桃夹综合征的表现

当患儿青春期身高突然快速增长，而患儿正好又体形消瘦，腹主动脉和肠系膜上动脉之间的夹角会变窄，或者在患儿站立时腹腔脏器因重力作用相对移位，引起夹角变窄。一般当夹角小于16°时，就会导致患儿左肾静脉血液在回流至下腔静脉的过程中在夹角处受压。同时消瘦身型的患儿腹膜后脂肪组织少，左肾静脉在腹主动脉和脊柱之间也容易受到机械性挤压，导致左肾静脉回流受阻，进而出现左肾静脉压力大、血流速度下降以及受压处远端静脉扩张。这种血流异常还会影响回流至左肾静脉的其他周围静脉，包括输尿管静脉、左肾上腺静脉、左侧睾丸或左侧卵巢静脉，从而引发一系列器官血液瘀滞的临床症候群。

除此以外，胰腺肿瘤、腹主动脉瘤、腹主动脉旁淋巴结肿大、睾丸动脉变异、左肾静脉高位、左肾下垂和脊柱前突等疾病或表现也会导致胡桃夹综合征，需要加以鉴别。

胡桃夹综合征有很多种类型，具体都有哪些？

根据左肾静脉受压位置的不同，胡桃夹综合征分为三种类型，分别有前型胡桃夹综合征、后型胡桃夹综合征及前型胡桃夹综合征合并后型胡桃夹综合征（简称前后型胡桃夹综合征）。

前型胡桃夹综合征是临床上最常见的类型，主要成因是左肾静脉在腹主动脉和肠系膜上动脉之间受压。后型胡桃夹综合征主要成因是左肾静脉走行于腹主动脉与脊柱之间受压。前后型胡桃夹综合征非常少见，是由左肾静脉发生重复畸形引起，即其中一个分支走行在腹主动脉和肠系膜上动脉夹角间受压，另一个分支走行在腹主动脉和脊柱间受压。明确胡桃夹的类型，对于需要接受手术治疗的患儿在选择手术方案上有指导意义。

胡桃夹综合征和胡桃夹现象有什么区别吗？

其实，胡桃夹综合征不等同于胡桃夹现象。胡桃夹现象是指左肾静脉穿过腹主动脉和肠系膜上动脉之间时受到了压迫，管腔变得狭窄且其远心端管腔扩张，但最重要的是，左肾静脉虽然受到压迫，但是并未引起临床症状，这就称为胡桃夹现象。也就是说，影像学上胡桃夹现象表现为左肾静脉受压管腔狭窄并且其远心端扩张，但它没有引起血尿、蛋白尿、腰背痛等临床症状，因此，胡桃夹现象可以理解为是人体的正常变异。而胡桃夹综合征是一种疾病的表现，它除了影像学显示左肾静脉受压外，还引起了血尿、蛋白尿、腰背痛等临床表现。所以，影像学检查只能证实患儿是不是存在胡桃夹现象，而胡桃夹综合征需要通过临床症状和相关检查才能确定。有临床症状的胡桃夹综合征的患儿才需要考虑干预治疗，而仅仅存在胡桃夹现象而无临床症状的患儿则不需要治疗。

胡桃夹综合征可以引起哪些临床表现？

（1）血尿：胡桃夹综合征最常见的临床症状是血尿，包括肉眼血尿和镜下血尿。肉眼血尿是指肉眼可见的尿液中有血液，通常1L尿液中血液量超过1 mL。镜下血尿比肉眼血尿更常见，但肉眼看不见，是通过尿常规检查发现尿红细胞数超过正常值的范围，即红细胞数在每个高倍镜视野中>3个。肉眼血尿多间断出现，活动后加重。严重血尿可以导致失血性贫血。

（2）蛋白尿：直立性蛋白尿（也称体位性蛋白尿）也是常见的表现之一。根据蛋白尿程度不一，其类型可以分为轻微蛋白尿和大量蛋白尿。蛋白尿来源于左侧肾脏，在直立情况下或者运动情况下蛋白尿加重，而在休息或平卧时蛋白尿可以得到缓解。

（3）腰痛、腹痛：腰腹疼痛可以向臀部和大腿后部放射，在坐位、直立位、活动时疼痛加重这是由左肾静脉扩张引起的内脏痛，因左肾静脉回流障碍性腺静脉充血导致，轻微疼痛在休息后可以自行缓解，严重者需要进行干预。

（4）性腺静脉曲张：男性患儿会出现左侧精索静脉曲张，导致男性不育症。女性患儿会出现左侧卵巢静脉曲张，引起盆腔淤血、下腹部坠痛、腰背痛和痛经等。性腺静脉曲张同时可能伴随肾盂、输尿管、肾盏和外阴静脉曲张。

（5）直立调节障碍：直立调节障碍是一种在直立时才出现的症状。其主要表现为头晕、恶心、晕厥、乏力、疲劳、心悸气短，也会表现为晨起时不适、面色苍白、畏惧进食和头痛等，严重者无法正常生活。其原因可能在于左肾静脉受压后血液回流受阻，导致患儿基础血压偏低，同时左肾上腺静脉回流障碍引起左肾上腺功能障碍，进而导致自主神经功能障碍。

（6）胃肠道症状：当肠系膜上动脉和腹主动脉之间的夹角过小，除了会压迫左肾静脉外，还会压迫十二指肠水平部，引起肠系膜上动脉综合征，导致出现类似十二指肠梗阻的症状，包括腹痛、呕吐、体重减轻等，而俯卧位或左侧卧位可使此类腹痛得到缓解。

（7）肾静脉血栓：肾静脉血栓发生率低，但是一旦出现，病情会很严重。这与左肾静脉受压、血流速度减慢、血栓形成有关。出现肾静脉血栓的患儿，会出现血尿、蛋白尿、腰痛等症状。

以上症状可能单个出现，也可能两个或多个同时出现，比如血尿合并蛋白尿，血尿合并腹痛症状，等等。

为什么胡桃夹综合征会出现以上的临床表现呢？

左肾静脉受压，左肾静脉血回流受阻，是胡桃夹综合征的病理生理基础。

（1）左肾静脉扩张，静脉压力高，导致输尿管周围静脉与生殖静脉淤血，与肾集合管系统发生异常交通，或部分静脉管壁变薄破裂，引起非肾小球性血尿的发生。值得注意的是，胡桃夹综合征引起的血尿是非肾小球性血尿，这对于初步判断血尿的原因很有帮助，可以通过检查红细胞形态得以验证。

（2）静脉内淤血，压力高，肾小球滤过率增加，蛋白自血管中漏出，超出最大的重吸收阈值，导致蛋白尿。

（3）当左肾静脉受压时，会引起性腺静脉回流障碍，睾丸静脉和卵巢静脉就会出现淤血，患儿会出现肋腹部疼痛，在直立或行走时病情加重，休息时疼痛缓解。

（4）由于血流速度减慢，男性患儿可能会出现精索静脉曲张。

如果患儿出现以上症状，或者在健康体检时发现镜下血尿或者蛋白尿、腰痛、腹痛甚至贫血等，要如何确定是否存在胡桃夹综合征呢？

胡桃夹综合征的诊断是排除性诊断，就是首先要有典型的临床症状，其次要通过辅助检查证明存在"胡桃夹"结构，同时还要排除其他可能引起上述临床症状的病因（如肿瘤、结石、感染、畸形和肾小球性疾病等多种情况）。除此以外，患儿的临床症状和体征，对胡桃夹综合征的诊断至关重要，是诊断胡桃夹综合征的必备条件。因此，需要进行以下检查：

（1）尿液检查、尿红细胞形态检查：对于不明原因的镜下血尿或发作性血尿的患儿，首先可以进行尿液分析、尿红细胞形态检查，明确是否为非肾小球性血尿，这是诊断胡桃夹综合征的第一步检查；对于有尿蛋白的患儿，可以做体位试验来确定是否为直立性蛋白尿。

（2）影像学检查：诊断"胡桃夹"结构，还必须依靠影像学的检查，包括腹部多普勒超声、CT血管造影、磁共振血管造影、膀胱镜、左肾静脉造影等。这些检查有哪些优缺点？应该如何选择呢？

❶ 腹部多普勒超声检查：腹部多普勒超声检查是诊断胡桃夹综合征的首选影像学检查方法，经济、简便且实用。超声检查还能检查出先天性畸形、外伤、肿瘤、结石、感染性疾病及血管异常等原因造成的血尿。

❷ CT血管造影、磁共振血管造影：如果超声检查无法明确诊断胡桃夹综合征，可以进行CT血管造影、磁共振血管造影检查。CT血管造影具有诊断价值，可以看到左肾静脉解剖结构，证实左肾静脉受压和扩张以及肾

周和性腺静脉曲张的情况，还可以排除其他引起胡桃夹综合征的病因。但CT检查有辐射影响，血管造影需要静脉注射造影剂才能进行三维重建，患儿有造影剂过敏以及肾脏损伤的风险。磁共振血管造影检查和CT造影检查类似，无辐射，对软组织显像更清晰，但检查时间长，如果患儿配合度差，长时间的检查相对困难，易出现伪影，造成图像显示差。CT血管造影、磁共振血管造影检查均无法像B超检查那样测定血液流速。

❸ 膀胱镜检查：这是侵入性检查，相较于无创性检查，侵害性更大，非首选检查手段。

❹ 左肾静脉造影和血管内超声检查：如果上述检查仍无法确定患儿是否患有胡桃夹综合征，可以进行左肾静脉造影检查或血管内超声检查。这是诊断胡桃夹综合征的"金标准"。但这是有创检查，相比之下，腹部超声多普勒检查更方便易行。

（3）反之，如果出现以下情况，则应该排除胡桃夹综合征。

排除性诊断指标如下：

❶ 尿红细胞形态为非肾小球源性（即尿中畸形红细

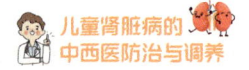

胞数目占总红细胞数目>60%）。

❷ 尿中钙排泄量比正常[Ca/Cr（钙/肌酐）<0.20]。

❸ 肾活检结果显示正常或轻微病变。

❹ 影像学检查提示左肾静脉受压、扩张。

❺ 膀胱镜检查发现左侧输尿管口喷血。

❻ 左肾静脉造影提示左肾静脉回流障碍，左肾静脉和下腔静脉压力差>4 mmHg。

❼ 排除其他可能引起血尿的病因。

发现胡桃夹综合征，是不是一定要进行手术治疗？如何治疗？

答案是否定的。胡桃夹综合征不一定需要手术治疗。

胡桃夹综合征的治疗原则是以保守治疗为主，手术治疗为辅。哪些情况可以保守治疗？而哪些情况必须手术干预呢？

（1）保守治疗：

对于大部分儿童、青少年患者，胡桃夹现象可引起无症状血尿，虽然有反复发作的镜下血尿或间断性、短暂无痛性的肉眼血尿，但无贫血、腰痛或者经检查评估出现直立性蛋白尿的患儿，临床上可以观察随访。一方面，可以等待侧支循环建立，解除左肾静脉内高压及淤血；另一方面，随着年龄的增长，肠系膜上动脉起始部周围脂肪结缔组织增加可以缓解左肾静脉压迫。

剧烈运动、感冒等因素可以诱发血尿、蛋白尿或使血尿、蛋白尿反复发作。因此，需告知患儿避免剧烈运动以及在平时注意增强体质，预防感冒的发生。

胡桃夹综合征症状的缓解与患儿体重指数增高明显相关。体重指数增加导致肠系膜上动脉起始部周围脂肪结缔组织增加是胡桃夹综合征症状缓解的原因之一。

（2）手术治疗：

手术治疗的目的是解除左肾静脉压迫，使流出肾的静脉血流畅通无阻，并使其回流至左肾静脉的血管血液瘀滞、曲张得到改善。对于具有以下较严重情况的患儿，需选用手术治疗：

❶ 出现肉眼血尿，尤其是反复出现肉眼血尿的患儿。

❷ 有严重的腰疼、腹痛、贫血、严重精索静脉曲张、自主神经功能障碍的患儿。

❸ 由胡桃夹综合征引起，伴有肾功能损害的患儿。

❹ 经过长达2年以上观察或内科对症治疗，但是症状无缓解或者症状还在继续加重的患儿。

胡桃夹综合征的患儿预后情况如何？未病先防的家长们需要怎么做？

大多数胡桃夹综合征的患儿预后良好，很少出现严重的贫血，精索静脉曲张的患儿经过手术也可恢复至正常。由于胡桃夹综合征的症状不具有特异性，因此，当患儿出现血尿、蛋白尿，在直立或活动情况下感到腰疼，出现胃肠道相关症状、性腺静脉曲张，或者严重者出现急性失血性贫血或发生肾静脉血栓时，需要及时带患儿到专科医院就诊，进行相关的检查明确诊断。

小熊中医告诉你

胡桃夹综合征以蛋白尿、血尿、腰腹部疼痛等临床症状为主要表现。中医古籍中并没有胡桃夹综合征的病名，但根据患儿临床表现，可归属于"尿浊""尿血"

"腰痛""肾风""肾水"的范畴。本病常见于儿童和青少年，尤其好发于体形瘦长者，多由先天禀赋不足、后天失养导致。其病位在下焦，与脾、肾、膀胱有关。病程中湿热、瘀血和湿浊相互交织。中医治疗以健脾祛湿、活血益肾为主。

胡桃夹综合征的患儿有哪些中医特征？

（1）阴虚内热型：该类型患儿多为瘦长体形，且不同程度地存在着先天不足、后天失养的情况。常有口干、烦躁、难入睡、睡眠欠佳、小便混浊夹血等症状，舌红，舌少苔，脉细数。

（2）湿热蕴结型：该类型患儿阴虚内热，日久伤津、煎液成痰，形成湿热蕴结下焦，清浊相混，而成尿浊；热盛伤络，则小便混浊夹血。常有口气重、胃纳欠佳、大便稀的表现，舌红，舌苔白厚或黄，脉数。

（3）脾肾两虚型：该类型患儿多为先天肾气亏虚，自幼挑食，食量较少，或久病不愈、反复，损伤脾胃，致中气不足，宗气无化生之源，亏损日久，宗气下陷。常有肉眼血尿、蛋白尿，容易气短乏力，面色苍白，偶有左侧腰腹部隐痛，身体明显消瘦，胃纳差。舌质淡，舌苔薄，脉细。

（4）血瘀肾虚型：该类型患儿瘀久化热，不通则痛，引起腹部或腰部疼痛。此类患儿也多为瘦长体形。常有肉眼血尿、蛋白尿，舌淡暗，舌苔白，脉细涩。

中药药膳——胡桃夹综合征患儿的饮食调理

❶ 阴虚内热型：地莲饮

生地10g、墨旱莲10g、仙鹤草10g、山药10g，煎煮去渣后当茶饮。

墨旱莲味甘，酸、性寒，入肾、肝经，具有滋补肝肾、凉血止血的功效。仙鹤草性平，味苦、涩，入心、肝经，具有收敛止血、截疟、止痢、解毒的功效。

❷ 湿热蕴结型：土茯苓汤

土茯苓15 g、薏苡仁10 g、小蓟10 g、白茅根10 g，煎煮去渣后当茶饮。

土茯苓味甘、淡，性平，入肝、胃经，具有清热解毒、除湿通络的功效。小蓟味甘、苦，性凉，入心、肝经，具有凉血止血、散瘀、解毒、消痈的功效。

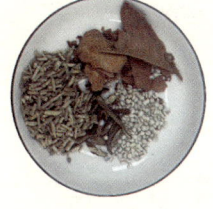

❸ 脾肾两虚型：补中健肾汤

黄芪15 g、党参10 g、白术10 g、茯苓10 g、芡实10 g、蜜枣1个、猪瘦肉250 g。

党参味甘，性平，入脾、肺经，具有补中益气、健脾益肺、养血生津的功效。猪瘦肉味甘，性平，入脾、胃、肾经，具有补肾滋阴、养血、补虚、润燥、止血等功效。

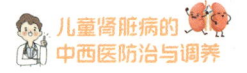

❹ 血瘀肾虚型：活血益肾汤

当归5 g、白茅根15 g、山药10 g、茯苓10 g，煎煮去渣后当茶汤饮。

白茅根味甘，性寒，入肺、胃、膀胱经，具有凉血止血、清热利湿的功效。

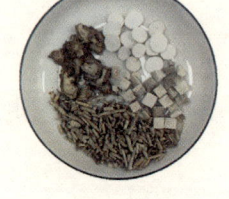

适合胡桃夹综合征患儿的中医外治疗法有哪些？

（1）健脾补肾脐敷法：脐粉的中药组成为黄芪、党参、升麻、柴胡、白术、山药、山萸肉、菟丝子、金樱子、芡实等。

（2）针刺疗法（建议在医院进行操作）：调理脾肾，可针刺百会、中脘、天枢（双）、气海、内关（双）、合谷（双）、足三里（双）、上巨虚（双）、下巨虚（双）、三阴交（双）、太溪（双）、肾关（双）等穴位进行体质调理。

（3）沐足：平时胃纳欠佳、体重偏轻的患儿，可以给予隔日脾虚方沐足以健运脾胃，增加体重。平日难入睡或者夜间睡眠不安的患儿，可以连续2周每晚临睡前按照不寐方进行沐足，以改善睡眠欠佳的状态。而偏矮偏瘦的患儿，建议每周2次促长方沐足治疗。

（4）耳穴压豆：体重偏轻、胃纳差、身高偏矮的患儿，可贴脾、胃、肾、肝、内分泌、大肠、枕等部位。每次贴单侧耳，双耳交替贴压，每周2次。

（5）小儿推拿：可以每天采用小儿捏脊疗法。体重偏轻、身高偏矮的患儿，加手法补脾经300次、补肾经300次，摩腹5分钟，揉丹田3分钟。

（6）功法导引：平时可练习八段锦、六字诀等。

胡桃夹综合征的患儿主要以调理脾胃、增加体重、改善体质为主要治疗目的，所以患儿的饮食要丰富多样，五谷、果蔬、禽肉、蛋奶合理搭配，做到营养均衡，并适当增加蛋白质的摄入，要远离生冷、油腻等的食物，以免损伤脾胃功能。可在中医师的指导下，根据患儿的体质，在日常的饮食中适当搭配山药、莲子、芡实、山楂、鸡内金等，以健运脾胃。

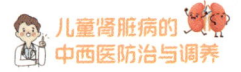

五、狼疮性肾炎

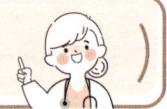

案例分享1

2021年冬天,专科门诊前的候诊座椅空荡荡的,早就没有往日熙熙攘攘的情形,这时候推门进来一家四口,身上背着、手里提着大包小包,还有水桶和衣架,把小小的诊室塞得满满的。其中一个面容姣好的初中生模样的女孩婷婷(化名)安静地坐在医生对面,三个大人一看见医生就争先恐后地告知医生关于婷婷的情况。妈妈说,婷婷是从十多天前出现水肿,开始只是早晨起床眼睛有点肿,后来手、脚都开始肿了,比平时疲倦一些,没有发热、皮疹、关节痛这些症状,当地医院对婷婷进行了尿液分析,结果显示尿蛋白Ⅰ++、白细胞206个/Ul、红细胞1151个/Ul,建议她去上级医院检查。

小熊医生探案

婷婷到底是得了什么病呢？

入院完善相关检查后发现婷婷有严重的低白蛋白血症，血清白蛋白仅为正常人的一半（17.5 g/L），血肌酐升高至145 μmol/L，另外还有明显的免疫紊乱，血清中的自身抗体ANA、dsDNA等多项数据呈阳性，有低补体血症（C3：0.42 g/L，C4：0.05 g/L）。对患儿进行的血气分析后发现血钾显著升高至6.30 mmol/L，尿液检查提示血尿和大量蛋白尿；心脏彩超提示心包积液，胸部X线检查发现大量胸腔积液。医生们根据这一系列检查结果，诊断婷婷患的是系统性红斑狼疮所引起的狼疮性肾炎。在患儿水肿消除后，主管医生及时为患儿做了肾穿刺活检，病理报告显示狼疮性肾炎，介于弥漫增生的Ⅳ型和膜性病变的Ⅴ型，这是狼疮性肾炎中肾损伤最严重的一种分型。根据病理结果，主管医生制定了精准的强化免疫治疗方案。经过一段时间的积极治疗，婷婷的病情明显改善了。

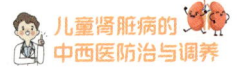

📋 案例分享2

2022年临近春节期间,肾内科的病区里收治了系统性红斑狼疮的"老病号"小静(化名)。她十几岁,个头高高的。小静复发住院后,医生都很诧异,替她感到惋惜:这个患儿的病情都稳定了三四年,怎么复发了呢?是感染还是因为青春期体内激素波动?为了解小静病情复发的原因,主管医生详细地询问她的情况:有没有咳嗽、拉肚子……问了一圈都没有!小静也不说话,闷闷不乐的样子。体格检查的时候,可以看到小静脸上有对称性的蝶形红斑,口腔里还出现了无痛性的溃疡,这是典型的系统性红斑狼疮的皮肤损害表现。这时候陪床的小静妈妈和管床医生来到病房外,小静妈妈说出隐情:"孩子本来每天都吃1片激素药,病情维持得很稳定,结果之前吃激素药导致脸很胖,经常被同学嘲笑!孩子长大了,到了爱美的年纪,为了漂亮,自己把药偷偷停了!"青春期的患者做的一些荒唐事,真是令人哭笑不得。这种为了美丽而偷偷停服药物的情况可不是个例。

上述两个案例让我们了解到系统性红斑狼疮的表现在多个方面,有的是全身性表现,有的是肾脏病变,而且是慢性疾病,几乎要终身治疗。下面让我们系统地看一下什么是系统性红斑狼疮。

小熊医生讲科普

什么是系统性红斑狼疮?这个疾病是怎么被发现的?

系统性红斑狼疮(systemic lupus erythematosus,SLE)是一种原因不明的慢性自身免疫性炎症性疾病,可累及多个器官和系统,最常见的是皮肤、关节和肾脏,以及神经、血液和心血管系统。其特征是产生多种自身抗体。狼疮(lupus)一词的来源可追溯至公元19世纪,患者面部赤红的病灶很像狼咬过的伤痕,故而使用拉丁文代表狼的字眼"lupus"。后来有位皮肤科医生观察部分患者的鼻梁和两颊有明显的红斑,所以再加上"erythematosus",即"红斑"之意。之后有医生进一步发现,这种疾病不仅影响皮肤,而且累及全身各个器官和系统,于是在前面加了"systemic",表示"系统性"，自此命名为"系统性红斑狼疮"。

该疾病在非洲裔美国人、亚洲人和美国原住民中较为常见，女性多见。其中18岁之前发病的患者被称作儿童系统性红斑狼疮、幼年系统性红斑狼疮及儿童起病的系统性红斑狼疮。5岁前少见，10岁后患病率越来越高。儿童系统性红斑狼疮较成人系统性红斑狼疮病情更重，疾病损害更早发生，50%～70%甚至更多患有系统性红斑狼疮儿童的合并有肾脏受累，狼疮性肾炎是系统性红斑狼疮常见且严重的并发症，对患者的远期预后影响较大。

系统性红斑狼疮是由哪些原因引起的呢？

系统性红斑狼疮的确切病因尚不清楚。目前已知这是一种自身免疫性疾病，即免疫系统丧失了区别外来入侵者和自身组织的能力，错将自身的正常细胞当作外来抗原加以攻击，其结果是自身免疫反应引起了特殊器官（关节、肾脏、皮肤等）的炎症反应。在系统性红斑狼疮患者中，炎症反应持续时间迁延，导致了组织的损伤及脏器的功能受损。这就是为什么治疗系统性红斑狼疮的思路是减少炎症的发生。

目前认为系统性红斑狼疮是由遗传、雌激素、免疫失衡以及环境相互作用引起的异常免疫应答。系统性红斑狼疮可被一些因素诱发，如青春期的激素失衡、巨大的心理压力以及日光照射、感染和服用药物（如异烟肼，肼屈嗪，普鲁卡因胺，抗惊厥药物，青霉素类、磺胺类药物）等。

系统性红斑狼疮有家族聚集现象，这与患儿从父母身上遗传到某些尚未阐明的致病基因或高风险基因位点有关，增加了患儿病情发展为系统性红斑狼疮的风险。研究发现，双胞胎中有一个被确诊为系统性红斑狼疮，那么另一个可能有一半的风险患病。但是，很遗憾，目前医疗界还没有精准可靠的系统性红斑狼疮的基因检测技术及相关的产前检查。

系统性红斑狼疮有哪些表现呢？

系统性红斑狼疮首发表现多样，任何器官系统均可能受累。多数系统性红斑狼疮早期的表现十分隐匿，早期患儿最常见的表现为非特异的乏力、精神萎靡，部分患儿伴有间断或持续的发热、体重减轻以及食欲降低。随着时间的推移，许多患儿会出现因组织器官受累而导致的一些特殊表现。

皮肤和黏膜受损在成人系统性红斑狼疮中更加常见，主要包括日光过敏（日光照射引起皮疹）、鼻黏膜及口腔黏膜溃疡。典型的蝶形红斑表现为跨过鼻梁的面颊部皮疹，但是儿童可能没有典型的蝶形红斑，或仅有不易察觉的皮肤改变。这种脸颊部的皮疹往往在日晒后较为明显，需要引起家长的关注。其他症状还包括关节肿胀疼痛、肌肉疼痛、脱发、贫血、出血倾向、头痛、抽搐等。当肾脏受累时，患儿常表现为高血压、血尿、蛋白尿和浮肿。

系统性红斑狼疮的临床表现个体差异非常大，所以每个患儿的症状和体征都有所不同。所有上述症状都可能发生在疾病的早期，也有可能发生在病程中任何时期，且轻重程度不一。儿童期和青春期起病的系统性红斑狼疮患儿的表现与成人相似。但是，儿童期和青春期起病的系统性红斑狼疮病情更严重。与成人患者相比，儿童系统性红斑狼疮更容易导致肾脏及神经系统损害。

狼疮性肾炎是如何治疗的?

狼疮的治疗目标包括维持器官功能,防止器官损伤,或使脏器的损伤减轻到最小,尽量减轻药物毒性,改善生存质量,确保长期生存,并对患儿及其家人就其在疾病管理中的作用方面进行教育。系统性红斑狼疮根据累及器官不同,选择不同的药物治疗,具体需要按照医生的医嘱执行。

系统性红斑狼疮的药物治疗选择高度个体化,患儿的治疗方案取决于其主要症状、器官受累情况、既往治疗的效果以及疾病活动度和严重程度。在确定治疗方案前,医生还需要考虑每种治疗药物的不良反应和患儿偏好。

系统性红斑狼疮的常用药物如下:

(1)羟氯喹:这是系统性红斑狼疮的基础治疗药物,可提高肾脏对治疗的反应性,减少复发率,减轻肾脏受损程度。推荐全程用药,但由于羟氯喹有视网膜毒性作用,医生会建议患儿用药前及用药后每3个月进行眼科检查(包括视敏度、眼底及视野等)。

(2)肾素-血管紧张素系统抑制剂,包括血管紧

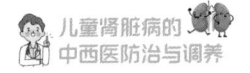

张素转换酶抑制剂（ACEI）和血管紧张素Ⅱ受体阻滞剂（ARB）。该类药物有抗高血压、降尿蛋白、保护肾脏的作用，亦是狼疮性肾炎的基础治疗用药。

（3）糖皮质激素：它能有效控制狼疮活动。糖皮质激素的给药和治疗持续时间根据临床病情严重程度以及患者对治疗的反应来确定，需要服用1年以上，在这个过程中可根据病情逐渐减量到1片或1.5片，维持治疗，减少疾病的复发率。

（4）免疫抑制剂：系统性红斑狼疮作为自身免疫性疾病，往往需要联合使用免疫抑制剂治疗。狼疮常用的免疫抑制药物包括环磷酰胺、吗替麦考酚酯、他克莫司、环孢素等。这些药物的剂量往往需要通过检测血药浓度来确定，使用的方法也各有不同。比如在我国环磷酰胺主要用于静脉输液治疗，他克莫司是空腹口服，而一些剂型的吗替麦考酚酯是不能掰开使用的。另外，一些食物和药物还会干扰免疫抑制药物的吸收，本书的用药章节中会专门介绍。

（5）生物制剂：近年来生物制剂正在成为医生治疗疾病的新武器。目前认为治疗狼疮有效的生物制剂有多种，如贝利尤单抗、利妥昔单抗和泰它西普等。简单来说，生物制剂属于药物中的"高精度武器"，可以实现对疾病的"更精准的治疗"。

系统性红斑狼疮的患儿饮食有什么注意的吗？

系统性红斑狼疮患儿应该摄入健康、均衡的饮食，特别是有胃肠道症状的患儿更需要注意在营养师的指导下科学、合理地"吃"。对于青春期的狼疮患儿，特别是在使用糖皮质激素治疗期间，应注意低盐饮食。激素会导致人的食欲旺盛，需要注意患儿的食谱，不能摄入过多的碳水化合物，避免加重肥胖和高血糖、高尿酸的风险增加。也有研究认为，膳食中补充丰富的维生素B族和维生素D对延缓肾衰竭有益。

系统性红斑狼疮的患儿能够参加体育活动吗？

除了在严重的疾病活动期间，系统性红斑狼疮患儿能够正常上学。应该鼓励患儿在病情允许的情况下进行规律的体育锻炼，如进行走路、游泳、骑车和其他的有氧运动。建议进行户外活动时使用防晒衣和防晒霜避免阳光暴晒。患儿应避免过高强度的运动。在疾病复发期间，应限制体育运动。

系统性红斑狼疮的患儿需要防晒吗？

已经有大量研究明确紫外线是系统性红斑狼疮疾病活动的危险因素，所以患者不能暴露于过强的阳光下，避免日光照射和紫外线照射诱发狼疮复发或恶化。不建议系统性红斑狼疮患儿在白天去海滩等强紫外线的环境，避免坐在阳光下。日常阳光照射时，必须用SPF40或防晒指数更高的防晒霜进行化学防晒，同时一定要注意物理防晒，包括但不限于使用遮阳伞、防晒服、太阳镜等。

系统性红斑狼疮的药物是终身服用吗？

在临床指南中，建议系统性红斑狼疮患者长期或终身服药治疗，最主要的治疗药物是羟氯喹，这个药物在怀孕过程中使用也是相对安全的，但患有蚕豆病的患儿需要谨慎使用或禁用。现在，随着生物制剂的问世，激素的使用量和疾病的复发频次显著降低，给患儿的长期预后带来了新的希望。

系统性红斑狼疮能不能自己停激素？

千万不能自行停药或者减少用量，这样会引起狼疮的复发，需要重新治疗。再次治疗的效果往往不如之前，代价也更高，所以患儿要规范用药，不可图一时之快，否则追悔莫及。

如果患有系统性红斑狼疮，患儿长大了可以生育吗？

当然可以，但一般建议备孕双方应提前和临床医生沟通探讨，为怀孕做好准备工作。女性系统性红斑狼疮病患，病情只要稳定3~6个月即可怀孕。怀孕对患者本身的影响较小，如果病情变化，通常最容易在怀孕后期的3个月或产后发生。病情如有变化，需要到正规医院就诊处理。在怀孕期间，可以继续使用糖皮质激素和羟氯喹，而其他种类的药物使用与否应咨询临床医生。男性系统性红斑狼疮病患在病情稳定3~6个月，停用免疫抑制剂半年以后就可以备孕。

这个疾病会遗传给下一代吗？

系统性红斑狼疮本身不是遗传性疾病，虽然有研究表明人类组织相容性抗原可能扮演某一特定角色，但也不一定会遗传，如同父母有高血压、糖尿病但后代未必会发病一样。系统性红斑狼疮的发病由多个因素影响，并非存在一个基因因素就会发病。系统性红斑狼疮母亲体内存在的抗-Ro/SSA抗体、抗-La/SSB抗体可由胎盘传输给婴儿，但抗体一般在婴儿体内6个月后自然消失，少数患儿母亲将抗体传给婴儿引起新生儿狼疮只是暂时性的，但患儿如果出现先天性完全性心脏传导阻滞则需引起重视，这是新生儿狼疮最严重的临床表现。

系统性红斑狼疮患儿的预后怎么样？

过去几十年里，狼疮性肾炎患儿的预后已经得到显著改善。近年来报告的10年生存率超过90%。狼疮是终身治疗的疾病，因此家属的配合度以及在家中的监督力度同样重要。特别是青春期少年，因在意外貌等因素可能会擅自停药，或者采取不正规治疗手段，容易出现上述案例2的情况。

系统性红斑狼疮患儿可以接种疫苗吗？

系统性红斑狼疮患儿受感染的危险性是较普通人高的。因此，通过接种疫苗预防感染尤为重要。患儿应尽可能坚持规律的预防接种。但部分情况例外：有严重活动性疾病的患儿不应该接种任何疫苗；接受大剂量糖皮质激素和免疫抑制剂治疗的患儿不应该接种任何活病毒疫苗（如麻疹、腮腺炎和风疹疫苗，口服脊髓灰质炎病毒疫苗和水痘疫苗）。要注意，系统性红斑狼疮患儿要比同龄正常儿童更频繁地接种疫苗，因为系统性红斑狼疮患儿接种疫苗后得到保护的时间更短。

小熊中医告诉你

狼疮性肾炎归属于中医学"阴阳毒""红蝴蝶疮""温毒发斑""肾痹""水肿"等范畴。该病内因多为先天禀赋不足，素体虚弱，肝肾不足，尤以阴亏为要。外因多与感受邪毒有关，邪毒以热毒最为关键，而劳累过度、外感六淫、病后失调、阳光暴晒、药食不当、七情内伤等均为该病的重要诱因，内外热毒相合，蕴聚于脏腑经络，发于外则为皮肤红斑、关节疼痛，损于内则为脏腑受损。此病为本虚标实、虚实夹杂之证,病位主要在肝、脾、肾三脏。阴虚、热毒、瘀血是此病的关键。

狼疮性肾炎患儿有哪些中医体质特征?

(1)风水相搏型:有泡沫尿,眼睑头面先肿,继而全身水肿,上半身较严重,来势迅速,皮肤薄而发亮,小便短少,或见发热轻恶寒重,无汗。舌淡,舌苔薄白,脉浮紧。

(2)阴虚内热型:有泡沫尿,下肢浮肿,容易乏力,腰膝酸软,两颧红赤,形体消瘦,潮热盗汗,自觉五心烦热,夜热早凉,口燥咽干。舌红,舌少苔,脉细数。

(3)脾肾阳虚型:有泡沫尿,腰膝酸软,面部四肢浮肿,容易乏力,面色无华,畏寒肢冷,腹部胀满,胃纳差,大便溏或泄泻,小便少。舌淡胖,舌苔白,脉沉细弱。

(4)气血亏虚型:神疲乏力,腰膝酸软,面浮肢肿,面色萎黄,胃纳差。舌淡,舌苔白,脉细弱。

(5)湿浊瘀毒型:腰膝酸软,重度浮肿,尿少尿闭，腹胀，腹部膨隆，恶心呕吐，头晕目眩，耳鸣，面色紫暗，身发瘀斑，甚至可见神昏。舌淡胖有齿痕，舌苔白滑，脉沉细涩。

狼疮性肾炎常用的中药有哪些？

狼疮性肾炎常用的中药有生地黄、黄芪、丹参、牡丹皮、茯苓、白花蛇舌草、白术、益母草、赤芍、山茱萸、知母、山药等。

以上药物均需要在中医师辨证后方可使用。

中药药膳——狼疮性肾炎患儿的饮食调理

❶ 风水相搏证：金菊饮

金银花10 g、菊花10 g、雪梨干10 g，煎煮去渣后当茶饮。

菊花味甘、苦，性微寒，入肺、肝经，具有散风清热、平肝明目的功效。雪梨干味甘、微酸，性凉，入肺、胃经，具有润肺止咳、清热化痰的功效。

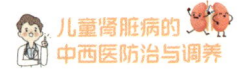

❷ 阴虚内热证：冬瓜鸭汤

冬瓜100 g、绿豆30 g、薏苡仁15 g、山药10 g、麦冬10 g、水鸭250 g。

冬瓜味甘，性凉，入小肠、胃经，具有清热利尿、消肿的功效。绿豆性寒，味甘，归心、肝、胃经，具有清热消暑、利水解毒的功效。

❸ 脾肾阳虚证：黄芪莲子鸡汤

黄芪10 g、莲子10 g、山药10 g、蜜枣1颗、鸡肉250 g。

蜜枣味甘，性平，入脾、胃经，有补益脾胃、滋养阴血、养心安神、缓和药性的功效。鸡肉味甘，性温，入脾、胃经，具有温中益气、健脾养血、补肾益精的功效。

❹ **气血亏虚证：大枣枸杞乌鸡汤**

大枣5枚、枸杞子15 g、桂圆肉10 g、薏苡仁10 g、乌鸡250 g。

桂圆肉味甘，性温，入心、脾经，具有补益心脾、养血安神的功效。乌鸡味甘，性平，入肝、脾、肾经，具有滋阴清热、补肝益肾的功效。

❺ **湿浊瘀毒证：二至汤**

女贞子10 g、旱莲草10 g、茯苓10 g、山药10 g，煎煮去渣后当茶饮。

女贞子味甘、苦，性凉，入肝、肾经，具有滋补肝肾、明目乌发、强腰膝的功效。茯苓味甘、淡，性平，入心、肺、脾、肾经，具有利水渗湿、健脾化痰、宁心安神的功效。

适合狼疮性肾炎患儿的中医外治疗法有哪些？

（1）针刺疗法（建议在医院操作）：狼疮伴高血压的患儿，可给予平衡针疗法，针刺降压穴、头痛穴、太冲、太溪等穴位。

（2）耳穴压豆：血压偏高患儿，可贴压肝、脾、肾、神门、内分泌、肾上腺、降压点、降压沟等穴位。睡眠不安者可以贴心、枕、胃等穴位，便秘者加大肠、直肠、皮质下等穴位。胃纳欠佳可贴脾、胃、肾、小肠等穴位。每次贴单侧耳，双耳交替贴压，每周2次。

（3）沐足：睡眠欠佳的患儿，可给予不寐方沐足5天。血压偏高患儿可给予降压方沐足2周。

（4）音乐疗法：可听古琴或古筝类音乐，具有助眠安神的功效。

（5）香囊：容易感冒的患儿可以佩戴防感香囊以预防感冒。有鼻炎的患儿可以佩戴鼻炎类香囊。

小熊护理

1. 狼疮性肾炎患儿皮肤保护与机体调养要点

系统性红斑狼疮有皮疹、关节痛、肾损害等表现，需长期使用激素和免疫抑制剂,综合调养有利于疾病恢复。

2. 皮肤保护注意事项

(1)患儿服用免疫抑制剂期间尽量不到公共场所,降低感染风险。

(2)患儿保持皮肤清洁、干爽,清洁皮肤时动作轻柔,勿过度用力;做好个人卫生,每天沐浴,禁用碱性肥皂及化妆品等刺激性物品;定时修剪指甲,勿抓挠皮肤,尽量穿宽松透气的棉质衣服。

(3)避免日光照射,外出时穿长衣长裤,戴遮阳帽,擦防晒霜。

(4)局部皮损若无继发感染,可涂泼尼松软膏。

3. 综合治疗建议

(1)西药调理:药物治疗的主要目的是缓解症状、改善肾功能、减少并发症等。临床常用药有糖皮质激素、利妥昔单抗、环孢素、他克莫司、贝利尤单抗等。

(2)中药调理:中药具有调理体质、固本驱邪、增强免疫力等功效,而且在提高药物疗效及降低药物副作用方面有显著效果。因此,在治疗过程中可以采用中

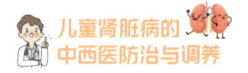

医药疗法,在狼疮性肾炎的不同阶段,依据患儿个体差异采取个性化方案,可用益气活血的中药如黄芪、鸡血藤,以及健脾补肾的中药如芡实、山药、枸杞、杜仲等。

(3)生活调理:日常中需要控制蛋白质摄入量,一般建议患儿坚持低蛋白饮食,可摄入优质蛋白,如牛奶、鸡蛋白、肉类、鱼类等;少吃含糖量高的食物;避免食用芹菜、香菜、茼蒿等光敏性食物,以免加重病情;可进食富含维生素的新鲜蔬菜和水果,如西红柿、苹果、香蕉、猕猴桃等,补充身体所需营养,有利于病情恢复。患儿应养成良好的生活习惯,做好个人卫生,注意休息,避免劳累,防止感染的发生。

六、婴幼儿尿路感染——科学养护与抗生素合理使用

婴幼儿尿路感染是一种极为常见的病症,其临床表现不典型,如果不能早发现、早治疗,可能会发展为慢性肾盂肾炎及慢性肾功能衰竭,危及患儿生命。婴幼儿

由于生理结构、家长照护不当、尿路畸形等易引起尿路感染，复杂性婴幼儿尿路感染的治疗极其复杂，要尽早检查其是否存在尿路畸形情况，一旦发现则应尽早矫正治疗。那么单纯的婴幼儿尿路感染，家长要如何进行有效照护呢？

（1）发热护理：发热是婴幼儿尿路感染常见的症状，患儿发热时松解衣物、用温水擦拭、多饮水可帮助其散热，但也要避免患儿着凉。

（2）清洁护理：家长要勤换尿布，在患儿每次大小便之后，都要彻底清洁其会阴部，对女性患儿注意从前向后擦拭，对男性患儿要注意清洁会阴部褶皱处的污物，动作尽量轻柔。

（3）教育护理：家长要多给患儿喝水，这样有利于通过排尿冲洗尿路，减少细菌在尿道内停留的时间以减轻症状，同时，在饮食中也要注意给予患儿富有营养和易消化吸收的食物。

（4）用药护理：治疗过程中要按医嘱使用抗菌药物，按时按量给患儿服用药物，患儿病情好转后不要擅自停药，须经医生检查确认已治愈后方可停药。服药期间，要定期检查患儿的小便情况，以观察治疗效果，同时注意药物的副作用。

七、高尿酸血症
——儿童如何管控生活习惯

案例分享

近期，上高中的小明（化名）在年度体检时，查肾功能发现尿酸高达520 μmol/L，家长觉得不可思议，也很吃惊——

"孩子能吃能喝，没啥不舒服，这是个啥情况？"

"为啥尿酸这么高？严重吗，是啥病啊？"

"这病对孩子身体有啥危害没？这个病能治好吗？"

……

小熊医生讲科普

什么是高尿酸血症呢?

尿酸是人体内嘌呤核苷酸的分解代谢产物,嘌呤核苷酸80%由人体细胞代谢产生,20%从食物中获得。嘌呤经肝脏氧化代谢变成尿酸,尿酸又由肾脏和肠道排出。

但由于各种因素,在正常饮食条件下,成年人在不同时间检测的两次空腹血尿酸水平高于正常标准,男性>420 μmol/L(7 mg/dL),女性>360 μmol/L(6 mg/dL)(不同地区的儿童标准与此略有差异),即为高尿酸血症。目前暂无统一的儿童高尿酸血症的诊断标准。

高尿酸血症有什么表现?

绝大多数患儿仅尿酸指标偏高却鲜有痛风表现,单纯尿酸高并无痛风症状的称为无症状儿童高尿酸血症,既存在尿酸指标偏高现象又有痛风表现等一系列症状的称为有症状儿童高尿酸血症。

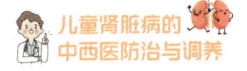

高尿酸血症需要治疗吗？

目前普遍观点认为无症状儿童高尿酸血症并不需要药物治疗，重点是通过改变饮食习惯、调整生活方式来降低尿酸。有症状儿童高尿酸血症则需要采用降尿酸药物进行治疗，其目的是防止尿酸结石的形成和出现肾功能损害。

高尿酸血症患儿的日常防范可以做些什么呢？

家长应督促尿酸高的患儿做好饮食控制，并对他们进行生活指导，通过调整日常饮食和运动干预，降低尿酸，具体措施如下。

（1）建议低嘌呤、低脂肪、低盐饮食，进行合理的荤素饮食搭配：

◆多吃低嘌呤食物（如选择果糖含量低的水果、谷类、坚果、蛋类、低脂奶制品、蔬菜等）；

◆适量摄入中嘌呤食物（如肉类、豆制品等）；

◆少吃高嘌呤食物（如动物内脏、海鲜、火锅、肉汤等）；

◆不宜过多进食含糖饮料和糖分（尤其是果糖）含

量高的水果（如苹果、橙、龙眼、荔枝、柚子、柿子和石榴等）。

日常食物嘌呤含量见表2-3。

表2-3 日常食物嘌呤含量表

嘌呤含量	食物类别	食物清单
超高嘌呤食物（嘌呤含量＞150 mg/100 g）	动物内脏	肝、肾、脑、脾、肠等
	部分水产品	带鱼、鲶鱼、鲢鱼、鲱鱼、沙丁鱼、凤尾鱼、基围虾等
	部分汤	浓肉汤、浓鱼汤、海鲜火锅汤等
中高嘌呤食物（嘌呤含量为75～150 mg/100 g）	各种畜肉	猪、牛、羊、驴肉等
	禽肉	鸡、鸭等
	部分鱼类	鲈鱼、鲤鱼、鲫鱼、草鱼等
	甲壳类	牡蛎肉、贝肉、螃蟹等
	干豆类	黄豆、黑豆、绿豆等
中低嘌呤食物（嘌呤含量为30～75 mg/100 g）	深绿色嫩茎叶蔬菜	菠菜等绿叶菜，芦笋等的嫩茎
	花类蔬菜	白色花菜等
	嫩豆类蔬菜	毛豆、嫩豌豆等
	部分水产类	三文鱼、金枪鱼等
	大豆制品	豆浆、豆干、豆皮、腐竹、豆腐等

（续表）

嘌呤含量	食物类别	食物清单
低嘌呤食物 （嘌呤含量＜30 mg / 100 g）	奶类	牛奶等
	蛋类	鸡蛋等
	浅色叶子菜	大白菜等
	根茎类蔬菜	土豆、芋头、白薯、木薯等
	茄果类蔬菜	番茄、茄子等
	瓜类蔬菜	冬瓜等
	部分杂粮	小米、荞麦、燕麦等
	水果	葡萄、苹果、草莓等
	精米白面	米饭、馒头等

（2）适当多饮水，增加尿酸排泄：

◆饮水不足与高尿酸存在正相关关系，建议每天饮水总量在40～50 mL／kg。

◆饮用水尽量选择弱碱性、小分子水，也可以选择柠檬水，这样有助于降尿酸。

◆不喝含果糖的饮料、碳酸饮料及奶茶。

（3）坚持适当运动，控制体重：

◆可采取有氧运动，如慢跑、太极拳等；低强度的有氧运动可降低痛风发病率，中、高强度运动可能使尿酸排泄减少，血尿酸水平上升，反而提高痛风的发生率；运动次数以每周4～5次为宜，每次0.5～1小时。

◆肥胖者应坚持减重，使体重控制在正常范围。

（4）定期体检：

◆定期体检，通过抽血化验，尽早发现高尿酸血症，并及早干预、治疗。

小熊中医告诉你

高尿酸血症属于中医学的"血浊""痹证""痰浊"等范畴。该病多从痰湿瘀浊而论治，其病因病机多为"风、寒、湿、热、痰、瘀、虚"。其主要是由患儿先天禀赋不足、脾肾功能失调，而外邪痹阻于肢体、经络，使气血运行失畅所致，又与遗传、体质、饮食、外感、环境、劳倦等因素有关。该病以肝肾亏虚、脾失健运为本，以风寒湿热、痰浊、瘀血痹阻经脉为标，属本虚标实之证。

高尿酸血症的患儿有哪些中医体质特征？

（1）湿浊内蕴型：此类型患儿多体形肥胖、嗜食肥甘，容易感觉肢体困重、口腻不渴，大便黏滞，舌淡

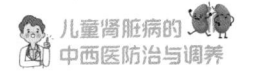

胖或有齿痕，舌苔白腻，脉滑。

（2）湿热毒蕴证：此类型患儿可能关节红热肿痛、关节疼痛频繁发作、发热、烦躁不安、口苦、口臭、大便黏滞不爽或臭秽，舌质红，舌苔黄腻或黄厚，脉弦滑或滑数。

（3）寒湿痹阻证：此类型患儿会感到关节冷痛，寒冷时疼痛加重，热敷后疼痛可缓减。平时畏寒肢冷、喜温、口淡不渴，舌质淡，苔白或腻，脉弦或紧。

（4）痰瘀痹阻证：此类型患儿会感到关节肿痛、反复发作、局部硬结或皮色暗红、关节刺痛、关节屈伸不利、关节畸形，舌质紫暗，舌苔白腻，脉弦或弦滑。

（5）脾虚湿热证：此类型患儿会感到关节肿痛、缠绵难愈、身重烦热、局部硬结、脘腹胀满、大便黏滞或溏稀。舌淡胖或有齿痕，舌苔白腻或黄腻，脉细滑。

（6）脾肾亏虚证：此类型患儿关节疼痛反复发作，关节屈伸不利、僵硬或畸形，会感到神疲乏力、腰膝酸软、肢体困重、周身浮肿，舌淡苔白，脉沉缓或沉细。

多数患儿仅是尿酸高并无关节疼痛等痛风症状，所以多表现为湿浊内蕴证。

高尿酸血症常用的中药有哪些？

高尿酸血症常用的中药有土茯苓、萆薢、薏苡仁、苍术、牛膝、车前子、白术、威灵仙、黄柏、百合等。以上药物均需要在中医师辨证后方可使用。

中药药膳——高尿酸血症患儿的饮食调理

❶ 湿浊内蕴证：葛根茯苓饮

葛根15 g、茯苓10 g、枸杞10 g、薏苡仁10 g，煎煮去渣后当茶饮。

葛根味甘、辛，性凉，入脾、胃、肺经，有解肌退热、生津止渴、升阳止泻、通经活络、解酒毒的功效。薏苡仁味甘淡，性微寒，入脾、胃、肾、肺经，有利水渗湿、健脾、舒筋、清热排脓的功效。

❷ **湿热毒蕴证：百合薏苡仁芦根土茯苓粥**

百合15 g、薏苡仁10 g、芦根10 g、土茯苓15 g、粳米250 g，煎煮去渣后服用。

芦根味甘，性凉，有健脾利湿的功效。土茯苓可以促进血尿酸的排泄。粳米味甘、性平，入脾、胃、肺经，具有补中益气、健脾和胃、除烦渴的功效。

❸ **寒湿痹阻证：莲子山药糕**

莲子100 g、鲜山药200 g、陈皮丝5 g、红枣肉200 g、桂枝20 g、黑芝麻150 g，打粉混合做成糕点。

桂枝味辛、甘，性温，入心、肺、膀胱经，主要功效是发汗解肌、温通经脉、助阳化气等。黑芝麻性平，味甘，入肝、肾、大肠经，具有补肝肾、益精血、润肠燥的功效。

❹ 痰瘀痹阻证：苍术陈皮炖排骨

苍术15 g、陈皮10 g、山楂10 g、桃仁5 g、排骨250 g，炖汤服。

苍术味辛、苦，性温，入脾、胃、肝经，有燥湿健脾、祛风散寒的功效。桃仁性平，味苦、甘，入心、肝、大肠经，有活血化瘀、润肠通便、润肺止咳的功效。

❺ 脾虚湿热证：木瓜车前薏米饮

木瓜30 g、车前草30 g、薏苡仁20 g，煎煮去渣后当茶饮。

木瓜味酸，性温，入脾、肝、胃经，具有舒筋活络、和胃化湿的功效，可以治疗湿痹拘挛、膝关节肿胀、脚气、水肿等。车前草味甘，性寒，入肝、肾、膀胱经，具有清热利尿、凉血、解毒的功效。

❻ 脾肾亏虚证：杜仲寄生饮

党参10 g、白术5 g、杜仲10 g、桑寄生10 g，煎煮去渣后当茶饮。

杜仲味甘，性温，入肝、肾经，具有补肝肾、强筋骨等功效和降压、利尿等作用。桑寄生味苦、甘，性平，入肝、肾经，具有补肝肾、强筋骨、祛风湿等功效以及降压、利尿和抗病毒等作用。

适合高尿酸血症患儿的中医外治疗法有哪些？

1. 自我按摩：补肾健脾，改善代谢

❶ 太溪穴：属足少阴肾经，乃肾经之原穴，有鼓舞肾气的作用，而肾的气化功能则是尿酸代谢的关键点之一。

❷ 气海穴：属任脉，为人体的"元气之海"，经常按摩有补气益肾之功效。

❸ 涌泉穴：属足少阴肾经，乃肾经之首穴，经常按摩有激发肾气、疏通肾经、调和肾脏气血的作用。

❹ 命门穴：属督脉，经常按摩可以改善肾气不足的情况，有固本培元的功效。

以上按摩疗法作为药物疗法的辅助，对改善人体的代谢状况是有所帮助的。平时每个穴位每天按摩5分钟。各穴位参见图2-10。

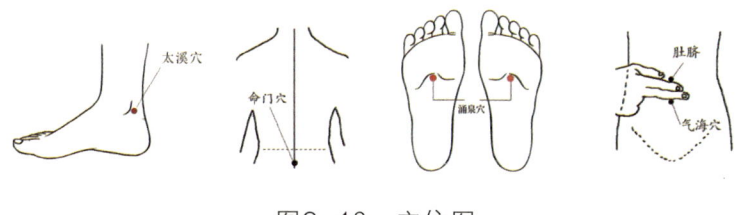

图2-10 穴位图

2. 刺络放血或针灸

急性关节炎期针刺穴位多选三阴交、足三里、阴陵泉、太冲、曲池、合谷、内庭、行间等，有助于清热祛湿、健脾泄浊。（此操作建议在医院进行）

3. 运动

高尿酸血症的患儿需要积极运动、控制体重，宜选择散步、五禽戏、易筋经、太极等舒缓的活动。

4. 中药泡洗

痛风急性期，以清热祛湿、消肿止痛为先，可外用

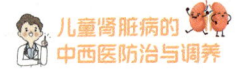

大黄、苍术、黄柏、芒硝、石膏、栀子等进行沐足。痛风慢性期,以化痰祛瘀、祛痹通络为要,可选用陈皮、川芎、桃仁、红花、肉桂、白芥子等进行沐足。

八、血尿

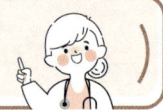

案例分享

今天小熊医生的门诊来了一群家长,他们焦急万分,紧紧围绕着一个可爱的小男孩。怎么回事呢?这个小男孩叫乐乐(化名),今年4岁了,平时很少生病,但是就诊当天上午乐乐告诉妈妈自己尿液的颜色是草莓色的。妈妈一看,发现尿液的颜色是鲜红的,就像洗肉水一般,这可吓坏了一家人。在诊室里乐乐神情自若,正开心地玩着心爱的玩具车。家长告诉医生,乐乐2周前有过发热、喉咙痛的症状,社区医生说是急性扁桃体炎。但是现在乐乐也没有喊哪里不舒服,为什么突然就"血尿"了呢?是不是肾脏出了问题?

🩺 小熊医生探案

小熊医生接诊乐乐后，详细询问了其病史、伴随症状以及家族遗传史，做了详细的体格检查后让家长带着乐乐去做了相关的检查。几日后，家长再次携乐乐来找小熊医生就诊。原来乐乐又出现了浮肿，这时检查结果也出来了，尿液检查显示乐乐的确有血尿，并且补体水平低，抗链球菌溶血素O呈阳性，肾功能也有轻微损伤，B超显示双肾增大。小熊医生初步判断，引起乐乐血尿的原因是链球菌感染后引发的肾小球肾炎。家人一听，非常震惊，血尿背后的病因居然是肾炎！

小熊医生让乐乐在肾内科住院观察，经过治疗后，乐乐的血尿现象消失，浮肿也消退了，10天后病情好转出院。事实证明，患儿"血尿"不容忽视，正是家人及时发现乐乐"血尿"，及时诊疗，才让乐乐的病情及时得到了控制。

小熊医生讲科普

什么是血尿呢?

健康人尿液中没有或仅仅有微量的红细胞,正常儿童12小时尿液中可以检测出50万个红细胞。但是,经肾单位或尿路进入尿液中的红细胞数目超过正常范围时,这种症状就称为血尿。一般每个高倍镜下红细胞数>3,或12小时尿液中红细胞数>50万,或每小时尿红细胞数>10万,都称之为血尿。不同状态的尿液见图2-11。图2-11均为血尿图片,其中图(a)、(b)的血尿肉眼看不见,需要经过实验室检查才能发现尿中红细胞超过正常水平;图(c)、(d)的尿色呈茶色,是肉眼可见的血尿。

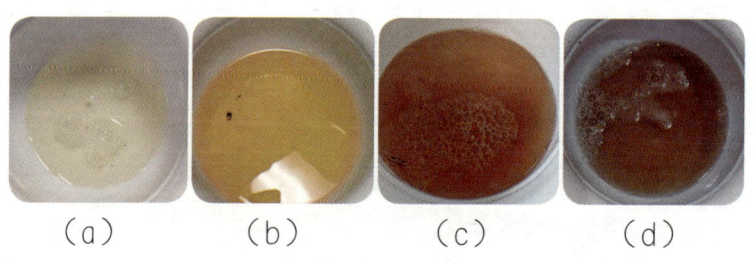

(a)　　　(b)　　　(c)　　　(d)

图2-11　不同状态的尿液

血尿是一种病吗?在儿童中常见吗?

其实血尿并不是一种病,而是很多种疾病都会表现出来的一个症状。血尿是儿童泌尿系统疾病最常见的症状之一,也可以是其他系统疾病或者全身性疾病中的一个临床表现。儿童血尿其实并不少见,学龄前儿童血尿发生率为4.1%,3%~5%健康儿童在健康筛查时发现有镜下血尿。

正常的尿液颜色应该是淡黄色或无色透明的,在尿片上也是呈现淡淡的黄色。当大量饮水时,会使尿液稀释,这时尿液颜色偏浅、趋于透明。儿童尿色加深变黄,可能是出汗多所致,尤其在夏天,饮水量过少,会导致尿液浓缩。但如果出现"血色"的尿液,需警惕血尿的可能。

当儿童出现排"血色""红色"尿液现象就是排血尿吗?

其实不一定。有多种因素会导致尿液颜色改变,出现红色尿,需注意以下情况。

首先,如果食用了红心火龙果、甜菜、浆果、红苋

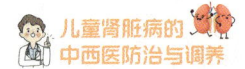

菜或其他含食用色素的食物，尿液可能会变红；其次，服用相关的药物，如抗结核药物利福平、磺胺类药物和水杨酸类药物，也会导致尿液变红；再次，有些新生儿或婴儿尿片上出现浅粉色，其实是尿结晶盐析出与吸水珠相遇的缘故。在上述情况下排出红色的尿液，并不是真正的血尿。

排除上述非病理因素后判断是否出现血尿还要注意以下情况：①肌肉受到大面积或严重的挤压伤、炎症等原因导致肌肉损伤，肌红蛋白释放出来，进入尿液中，形成肌红蛋白尿，尿色大多呈茶色。②严重的溶血和感染脓毒血症等，血液中红细胞会受到上述因素影响而造成破裂，导致血红蛋白释放出来，超过肾小管重吸收的阈值，血红蛋白会进入尿液中，成为血红蛋白尿，尿色同样呈茶色或酱油色。③当尿液中有代谢性染料，如胆红素、尿酸盐、卟啉等，尿液也会呈红色。以上均为病理因素导致的颜色尿，但仍然并不是真正意义上的血尿。

什么叫假性血尿？

泌尿系统附近器官出血，如肛门直肠部位的息肉、痔疮等破裂出血，以及肛裂、阴道部位的息肉或月经期等原因会导致不同部位出血后血液滴入尿液当中，尿液检查时会发现尿红细胞数超出正常范围，将尿液错误诊断为血尿。根据血尿的定义，上述尿液中的血液并不是来源于肾单位或尿路，所以是假性血尿。因此，发现血尿时，要注意上述泌尿道附近器官是否病变出血并混入尿液中的可能，在尿液检查前尽量不进行侵入性尿道检查，避免医疗损伤导致出血。月经期间不进行尿常规检测，避免假阳性血尿。而当短时间内大量饮用清水或者尿标本放置时间过久时，血尿病人尿检的尿红细胞数可能在正常范围。原因在于，大量饮用清水后尿液稀释，呈低渗状态，引起尿红细胞破裂，故血尿不易被检测出来。尿液标本放置的时间过久，同样会导致尿液中的红细胞被破坏，出现假阴性血尿。这就要求患儿在留取尿液标本前不要大量饮水，并且留取尿液标本后及时送去检验。

为什么血尿的颜色有的是鲜红色，有的是淡红色或洗肉水样？

在临床上会发现血尿患儿的尿液颜色差异很大，从淡黄色到酱油色都有。肉眼血尿的颜色与尿液中含有血液的量以及尿液的酸碱度有关，血尿酸碱度呈中性或弱碱性时颜色更鲜艳，呈鲜红或洗肉水样，酸性血尿则颜色偏暗，呈浓茶样或烟灰水样。但是，也不能仅仅通过肉眼判断是否发生了血尿。

患儿出现血尿，主要考虑哪些疾病呢？

引起血尿的原因有很多，各种致病因素引起的肾小球基底膜完整性受损或通透性增加、肾小球毛细血管腔内压增高、尿道黏膜损伤、血管破裂、全身凝血机制障碍等都可以导致血尿。

除此之外，血尿也可能是由肾脏疾病引起的。①各种原发性肾小球疾病：急、慢性肾小球肾炎，IgA肾病，遗传性肾炎，Alport综合征等。②肾血管病变：左肾静脉受压综合征、肾血管瘤、肾静脉血栓形成、遗传性毛细血管扩张症。③其他：尿路感染、高钙尿症、肾肿瘤等。

最后，血尿也可能是由尿路疾病引起的，如泌尿系统感染、结石、息肉、憩室、异物、肿瘤等。另外，全身感染性疾病或肾外其他系统疾病等也会引起血尿。

尿液检查有项目称为"尿潜血",尿潜血阳性是血尿吗?

尿潜血是初步判断血尿病情状况或排除血尿的检测手段。血尿的尿液中含有的血红蛋白有类过氧化酶的作用,与试剂发生阳性反应,称为潜血试验阳性。在正确留取尿标本、标本被及时送检、尿液中无大量还原性物质存在的情况下,尿潜血阴性代表血尿阴性的概率为99%,基本上可以排除血尿的可能。但潜血试验呈阳性时,并不代表血尿情况一定存在。比如尿液中存在游离血红蛋白、肌红蛋白和过氧化酶等物质时可发生假阳性反应,因此尿潜血试验呈阳性并不能诊断为血尿,还需要进行进一步的尿常规检查才能判断。

如果患儿长期有镜下血尿,一般会做哪些检查?

对于初次发现血尿的儿童,临床医生需要做以下检查帮助初步分析血尿的原因。

（1）尿常规检查：尿常规在血尿的判断和鉴别中有至关重要的作用。前面提及，尿潜血阳性不代表尿液是真正的血尿，需进一步进行尿常规检查。也就是尿潜血与尿常规的镜检不平行时，诊断血尿应以镜检为准。每高倍镜下尿红细胞数>3，才可以诊断为血尿。

（2）尿红细胞形态：当血尿是肾小球源性时，尿液中的畸形红细胞占比会明显升高。这是因为血液中的红细胞经过受损的肾小球滤过屏障会发生形态畸变，然后排入尿液，所以在尿液中可以检测到环形、棘性等异常形态的红细胞。大多数情况下，当畸形红细胞在总尿红细胞总数中的占比>60%时需要考虑血尿的来源是肾小球源性的，也就是常说的肾炎类疾病。非肾小球性血尿的尿红细胞来源于肾小球以外的泌尿系统的其他部位，是由血管破裂出血导致的，这种情况下的红细胞不会经过肾小球滤过屏障的物理挤压，因此正常形态的红细胞数量更多，畸形红细胞在尿总红细胞数中占比往往<60%。畸形红细胞的检测依赖特殊的设备和技术，最常用的是相差显微镜检查，尿分析仪检测法也是检测红细胞形态的常用手段。

（3）尿液其他检查：包括尿培养、尿钙、尿肌酐等。

（4）抽血检查：医生会根据初步尿液检测的情况开展必要的血液检查，包括抗链球菌溶血素O、补体、肾功能、自身抗体、自身免疫、乙肝病毒抗原抗体、基因检测等检查。

（5）影像学检查：包括泌尿道超声、X线检查、CT、MRI等。

（6）肾活检：对于不能明确病因的肾性血尿，或者是合并蛋白尿，或者有相关疾病家族史，自身抗体检查异常等情况，患儿往往需要通过肾活检最终明确诊断。

患儿有血尿，为什么家长也要做尿常规？

患儿出现血尿，还需注意可能是薄基底膜肾病，这是通过父母遗传给患儿的一种常染色体显性遗传性疾病，如果父母一方患有薄基底膜肾病，患儿有50%的概率患上这种疾病。薄基底膜肾病的主要临床表现是血尿或者血尿合并蛋白尿。家长也需要做尿常规，初步判断是否有这种遗传性疾病。

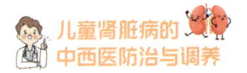

患儿血尿，可能伴随着不同的其他症状或体征，具体病因都有哪些呢？

伴随以下症状、体征，说明患儿存在肾小球性疾病或其他系统疾病累及肾脏的可能性较大。

（1）伴有水肿、高血压，尿液中发现管型和蛋白尿时，应考虑原发性或继发性肾小球疾病。

（2）新近在皮肤感染、咽喉炎症状后出现血尿，首先要考虑急性链球菌感染后引起的肾小球肾炎，其次为IgA肾病。

（3）伴有高度水肿和大量蛋白尿时应考虑肾病综合征。

（4）伴有夜尿增多、显著贫血时应考虑慢性肾小球肾炎。

（5）伴有听力异常时，需要考虑Alport综合征。

（6）伴有血尿家族史时，需要注意有否薄基底膜肾病等。

（7）伴感觉异常时，注意家族史中是否有脑梗、心梗等情况，及时完善检查，注意是否有法布雷病。

（8）伴肺出血情况时，需要注意可能是重症疾病，在肾内科最常见的是肺出血-肾炎综合征，需要尽快就医明确诊断。

（9）儿童伴有皮肤紫癜、关节痛、腹痛等多器官症状时要警惕紫癜性肾炎等系统性疾病。

（10）伴有口腔溃疡、面部蝶形红斑时，需要及时完善自身抗体检查，注意是否有贫血等其他表现，发生在青春期女性和儿童身上时要考虑是否有系统性红斑狼疮导致的狼疮性肾炎风险。

如果伴随下列症状、体征，那么存在非肾小球性疾病的可能性较大。

（1）伴有尿频、尿急、尿痛时，需要注意是否存在泌尿道感染或肾结核。

（2）伴有腰背部绞痛或活动后腰痛，需要注意是否存在肾结石；伴有尿痛、尿流中断，考虑是否存在输尿管结石，进行肾脏超声检查非常必要。

（3）伴有外伤史，需要注意是否存在泌尿系统的外伤问题。

（4）伴有肾区肿块，及时完善超声或腹部CT检查，需要注意是否存在肾肿瘤、梗阻性肾病、肾静脉栓

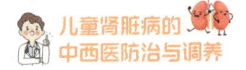

塞、多囊肾等。

（5）近期使用过肾毒性药物，需要注意是否存在药物导致的急性间质性肾炎。

（6）伴有皮肤黏膜出血，需要注意是否存在血液系统出血性疾病。

（7）伴有出血、溶血、循环障碍及血栓症状，需要注意是否存在溶血尿毒综合征等凝血障碍疾病。

（8）无明显伴随症状时，需要注意是否存在左肾静脉受压综合征、特发性高钙尿症、肾微结石、肾盏乳头炎、肾小血管病及肾盂、尿路息肉、憩室等。

血尿的患儿预后如何？出现何种情况时家长们应该警惕起来？

血尿的病因不同，患儿的预后也不同，如泌尿道感染、结石引起的血尿，经治疗后一般预后良好，而慢性肾脏性疾病、遗传性疾病引发的血尿则预后不一。当患儿尿液的颜色发生异常改变时，尤其出现血色改变时，可能与近期的饮食、药物干预、剧烈活动等因素有关，也可能是身体状况异常、疾病状态发出的预警信号。家长应引起重视，务必积极携孩子到医院就诊，找出病因，积极治疗，防止病情加重。

小熊中医告诉你

在西医学中有很多疾病均可见血尿。而在儿童时期最常见的血尿疾病有IgA肾病和过敏性紫癜肾炎等，在这里小熊中医先介绍一下儿童时期的IgA肾病。

IgA肾病根据其临床表现可归为中医的"尿血""水肿""关格"等范畴。其主要原因是脾肾虚损导致机体免疫功能紊乱，而诱发因素多数是外邪与过度劳累，导致血尿与水肿反复发作，迁延不愈。病位主要在肾，涉及脾、肝和肺，病机特点为本虚标实。

IgA肾病的患儿有哪些中医体质特征？

（1）外感风热型：此类患儿多出现发热、微恶风寒、咽喉肿痛，小便呈赤红色，泡沫尿，伴有咳嗽，头痛，舌红，苔薄黄，脉浮。

（2）下焦湿热型：此类患儿多小便短赤，小便频、有灼热感，大便腥臭稀烂，伴口干、口苦，腹胀

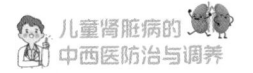

闷，腰部疼痛，舌红，舌苔黄腻，脉数。

（3）肺脾气虚型：此类患儿多面色苍白或者萎黄，易疲乏，少气懒言，胃纳差，腹胀满，水肿，容易气虚自汗，平时易感冒，口淡、不渴，大便稀烂，舌淡红胖大、边有齿痕，舌苔薄白，脉细。

（4）气阴两虚型：此类患儿多表现为少气乏力，自汗、盗汗，手足心热，梦多，腰膝酸软，口干、咽痛、容易疲乏，舌质淡或淡红，舌胖大且边有齿痕，脉细。

（5）肝肾阴虚型：此类患儿多见两眼易干涩、视物模糊，耳鸣，腰部疼痛，头晕眼花，五心烦热，盗汗，口干、口苦，失眠多梦，月经失调，舌红，舌少苔偏干，脉细数。

（6）脾肾阳虚型：此类患儿多面色白或暗黑，肢冷畏寒，神疲乏力，水肿，夜尿多，口淡不渴或渴喜热饮，胃纳差，腹部胀满，小便清长或尿少，大便稀烂，舌质淡胖、边有齿痕，舌苔薄白，脉细。

IgA肾病的患儿常用的中药有哪些？

IgA肾病常用中药有黄芪、生地黄、白茅根、茯苓、丹参、白术、山药、女贞子、山茱萸等。

中药药膳——IgA肾病患儿的饮食调理

❶ 外感风热型：桔梗茅根泻白汤

桔梗10 g、白茅根10 g、桑白皮10 g、地骨皮8 g、蜜枣1个。

桔梗性味苦、辛，入肺经，有宣肺利咽、祛痰排脓的功效。桑白皮性味甘、寒，入肺经，具有清热泻肺、行水消肿的功效。地骨皮性味甘、寒，入肺、肝、肾经，具有凉血止血、清肺降火、降血压的功效。

❷ 下焦湿热证：白茅根红萝卜薏苡仁扁豆汤

白茅根10 g、红萝卜150 g、薏苡仁10 g、炒白扁豆10 g、蜜枣1个。

白茅根性味甘、寒，入肺、胃、膀胱经，具有凉血止血、清热利尿的功效。白扁豆味甘,性微温,入脾、胃经,具有健脾化湿、和中消暑的功效。

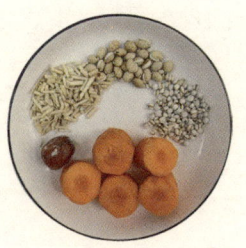

❸ **肺脾气虚证:太子参白术茯苓汤**

太子参10 g、白术10 g、茯苓10 g、瘦肉250 g、蜜枣1个。

太子参性味甘、微苦,入脾、肺经,具有补脾益肺、益气生津的功效。白术性味苦、甘、温,入脾、胃经,具有补气健脾、燥湿利水的功效。

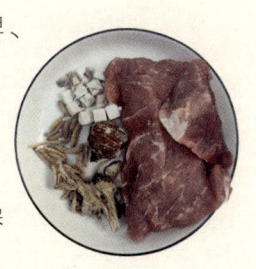

❹ **气阴两虚证:沙参玉竹山药水鸭粥**

北沙参15 g、玉竹10 g、山药15 g、水鸭250 g、粳米100 g。

北沙参性味甘、微寒,入肺、胃经,具有清肺养阴、益胃生津的功效。鸭味甘咸，性寒凉，能入脾、胃、肺、肾经，有健脾补气、利水消肿的功效。

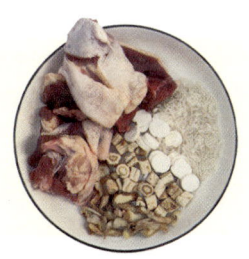

❺ 肝肾阴虚证：生地枸杞猪骨汤

生地黄15 g、枸杞子10 g、芡实10 g、天冬10 g、百合10 g、猪脊骨500 g、蜜枣1个。

天冬性味甘、苦、寒，入肺、肾经，具有养阴清热、润肺滋肾的功效。

❻ 脾肾阳虚证：黄芪山药丹参汤

黄芪10 g、山药15 g、丹参10 g、鸡肉250 g、蜜枣1个。

丹参味苦，性微寒，入心、肝经，具有祛瘀凉血、养血安神功效。

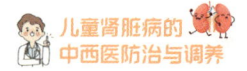

适合IgA肾病患儿的中医外治疗法有哪些?

(1) 耳穴压豆:耳穴部位主要有肝、脾、肾、神门、内分泌、肾上腺、降压点、降压沟等穴位。睡眠不安患儿加心、枕、胃等穴位。便秘患儿加大肠、直肠、皮质下等穴位。胃纳差患儿加胃、小肠等穴位。每次贴单侧耳,双耳交替贴压,每周2次。

(2) 沐足:患儿出现外感风热的症状可给予风热方外用沐足。常反复咽喉肿痛的患儿可以每周外用乳蛾方沐足2次。有鼻窦炎病史的患儿,在急性发作期给予鼻渊方沐足5天。有过敏性鼻炎的患儿,在发作期给予鼻鼽方沐足5天。经常睡眠不安、难入睡的患儿给予不寐方连续沐足5天。胃纳差的患儿每周外用脾虚方2次。预防感冒、增强体质的患儿,可给予每周外用防感方沐足2次。

(3) 小儿推拿:经常容易感冒的患儿,可给予预防感冒的推拿手法——开天门、推坎宫、运太阳、揉耳后高骨。夜间出现睡眠不安的患儿,可用的推拿手法有捣小天心、摩囟门、运板门。

(4) 针刺疗法(建议在医院操作):伴高血压的患儿可针刺太溪穴、阴陵泉穴、降压穴、头痛穴等穴位降压。

（5）功法导引：促长补肾功法、八段锦、六字诀等。

（6）香囊：鼻窦炎患儿建议佩戴风热鼻炎香囊。过敏性鼻炎患儿建议佩戴风寒鼻炎香囊。易感冒患儿建议佩戴防感香囊预防感冒。

九、慢性肾衰竭

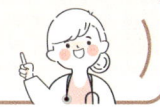

案例分享

5岁的小男孩小华（化名）因"肺炎"在广东省某家县城医院住院，当时抽血的检查结果提示小华的血红蛋白为82 g/L，地中海贫血基因检查未见异常。医生告知小华家长，小华是中度贫血，考虑为营养性贫血，嘱咐家长给小华加强营养。但是出院后小华未曾复查血常规。

半年来小华间断出现关节痛、全身皮肤发痒的症

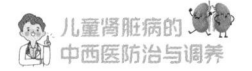

状，有夜尿，夜间常常需要起夜2次。小华妈妈慢慢察觉到小华的脸色越来越苍白，越来越担心孩子的健康。妈妈怀着忐忑的心情带着小华再次来到医院，第一时间复查了血常规。医生告诉他们：小华的血红蛋白降低到了56 g/L，属于重度贫血。小华的病情已经需要住院输血治疗了。

入院后，小华进一步做了全面检查，检测结果更加出乎意料，小华的肾功能指标"全线飘红"，其中血清肌酐值竟然高达857 μmol/L，这个年龄的孩子的血清肌酐上限值为62 μmol/L，而小华的血清肌酐比正常值高出了十几倍。尿常规还发现小华尿蛋白3+。医生给小华做了体检，发现5岁的小华体重仅有15 kg，低于同龄儿童的2个标准差（这意味着同龄儿童有90%体重超过小华），身高只有104 cm，小于同龄儿童1个标准差，发育明显落后于同龄儿童。肾脏超声报告提示：小华的双肾形态较同龄儿童小，而且还出现了弥漫性的病变。

小华妈妈见孩子住院后医生前后做了很多项检验和检查，更加忧心忡忡。

小华妈妈："医生，我家小孩不就是贫血吗？输血就可以了，怎么还做了那么多检查项目呢？"

医生："小华妈妈，小华确实是重度贫血，输血只是治标不治本。贫血的原因不同，后续的治疗会也有很多区别，孩子的预后差异也很大。"

小华妈妈："医生，查出小华是什么问题了吗？"

医生："小华的肾功能指标提示肾脏严重受损，已经达到尿毒症的程度，也就是终末期肾病的诊断水平，而且体格检查也发现他的生长发育落后于其他同龄儿童，肾脏超声也显示双肾小，结合目前现有的临床资料分析，考虑小华的贫血原因是终末期肾病导致的肾性贫血。"

小华妈妈："医生，怎么可能是终末期肾病呢？他平时没有什么不舒服呀！"

医生："小华的症状比较隐匿，只是平时没注意到而已。比如贫血，他的贫血起码持续了半年的时间。另外，正常人群一晚夜尿0～1次，小华却常常夜尿2次。而且小华有骨痛、皮肤瘙痒的症状，这可能是出现肾衰竭的并发症缺钙及高磷血症。"

小华妈妈："目前该如何治疗？"

医生："小华的重度贫血是目前最需要处理的，我会给小华申请输注用血纠正贫血。考虑到小华的肾功能已经进入尿毒症期,所以后期需要维持性的透析治疗。"

小华妈妈:"医生,太突然了,我完全没有心理准备,我本来就想着他吃点药就能好,现在不但要输血还要透析,我觉得天都要塌下来了,透析是必须做的吗?"

医生:"慢性肾脏病在医学上分成5期,你看看这个表格(表2-4)。这个表格列举了慢性肾脏病的不同分期,分期越靠后,病情越严重。小华的血肌酐为857 μmol/L,按照表格里的范围,小华目前是慢性肾脏病5期,也就是肾衰终末期(尿毒症期),后期需要透析治疗。"

表2-4 慢性肾脏病的分期

慢性肾衰竭分期	肾衰竭临床分期		慢性肾脏病分期(K/DOQI)	
	肌酐清除率/(mL/min)	血肌酐/(μmol/L)	慢性肾脏病分期	eGFR水平/(mL/min·1.73 mm^2)
肾功能代偿期	50~80	133~177	1期	≥90
			2期	60~89
肾功能失代偿期(氮质血症期)	20~50	186~442	3期	30~59

（续表）

慢性肾衰竭分期	肾衰竭临床分期		慢性肾脏病分期（K/DOQI）	
	肌酐清除率/（mL/min）	血肌酐/（μmol/L）	慢性肾脏病分期	eGFR水平/（mL/min·1.73 mm^2）
肾衰竭期	10~20	451~707	4期	15~29
肾衰终末期（尿毒症期）	<10	>707	5期	<15

小华妈妈："一定要透析吗？有没有其他的治疗方案？"

医生："小华的肾病已经是终末期了，已经丧失了肾脏的排泄功能及内分泌功能，体内代谢产物排不出去，随着时间推移，数值会越来越高，最终会导致心血管系统、神经系统等受累，严重的会危及生命。肾脏替代治疗是终末期肾病的核心技术，在肾移植前，血液或者腹膜透析都是必不可少的方法。"

在慢慢冷静下来后，小华妈妈最终采纳了医生的建议，小华接受了输血和每周3次的血液透析治疗。

在这个案例中，我们不难发现小华慢性肾衰竭的发生非常隐匿，家长毫无察觉。小华的肾病症状不明显，没有出现水肿、泡沫尿、肉眼血尿等情况，导致家长延

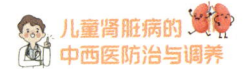

误了就诊时机。从这一病例中,无论是医护人员还是普通老百姓,都需从中吸取教训,尽量避免类似情况,家长要提高警惕,在疾病早期尽早发现、尽早干预,减缓病情进展,及时治疗,提高患儿生存质量。

小熊医生讲科普

什么是慢性肾衰竭?

慢性肾衰竭的医学定义是由各种慢性肾脏病引起的肾小球滤过率严重下降以及与此相关的代谢紊乱和全身各系统症状为表现的临床综合征。通俗来说就是慢性肾脏病的终末期,是慢性肾脏病持续进展的结果。

慢性肾衰竭有什么样的症状,出现什么情况时我们需警惕呢?

慢性肾衰竭早期常缺乏特异性的临床表现,或仅仅表现为腰酸、乏力、食欲减退,夜尿增多,就像前面案例中的小华,临床无特殊症状,仅在实验室检查时表现为中度贫血。慢性肾衰竭后期先出现尿量减少,后排泡沫尿、红色尿或茶色尿,最终无尿,也会出现呕血、大便带血、腹胀、抽搐、咳嗽、咯粉红色泡沫痰、呼吸急促等多系统受损表现。

慢性肾衰竭有哪些具体的临床表现？

（1）电解质紊乱：电解质是人体不可或缺的重要组成部分，但不能过高也不能过低。慢性肾衰竭的患儿容易出现低钠血症，出现乏力、对外界反应淡漠、恶心、呕吐及血压下降等情况；其次患儿常发生高钾血症，早期血压会升高，后期则会下降，也会出现类似缺血表现，如皮肤苍白、湿冷、麻木酸痛，部分患儿还可能出现四肢无力、动作迟缓，甚至心悸、心跳骤停等症状。

（2）消化道症状：食欲减退是慢性肾衰竭患儿最常见的早期表现，因为没有特异性，经常被忽视；其次多有恶心、呕吐、腹胀、腹泻、口腔溃疡、口腔有氨臭味等表现。

（3）心血管系统：症状包括高血压、心力衰竭和动脉粥样硬化：①高血压，大部分患儿有不同程度的高血压，还会表现为头痛、呕吐、恶心。所以建议有潜在肾病风险的患儿家庭常备血压计，以便随时监测。②心力衰竭：这是指心脏功能严重受损，患儿会出现双下肢水肿、呼吸加快、胸闷、心跳增快、尿量减少等症状。③动脉粥样硬化：这种情况儿童少见，多见于成人。

（4）血液系统：慢性肾衰竭患儿常有不同程度的贫血，就像前面病例中的小华一样。患儿主要表现为面色苍白、活动耐力下降。对有贫血症状的患儿，特别是两广地区的患儿，除了常规检查地中海贫血基因、缺铁性贫血，还应该常规抽血检查肾功能，避免漏诊。其次，患儿会有出血倾向，常见于皮肤出血、鼻腔出血、消化道出血。

（5）皮肤：在尿毒症晚期由于血液中的毒素积聚，患儿常感到皮肤瘙痒，色素沉着在皮肤表面，表现为皮肤黝黑。

（6）神经系统：非特异性，患儿早期表现为疲乏、注意力不集中；后期会出现智力、记忆力下降等情况，甚至发生抽搐、脑血管意外。

慢性肾衰竭患儿如何管理饮食呢?

由于毒素不能充分通过肾脏排解,慢性肾衰竭儿童的饮食需严格控制,特别对于低龄儿童来说,控制饮食是巨大的挑战,那什么食物要减少摄入呢?

(1)低蛋白饮食:限制蛋白质的摄入,以减轻肾脏负担。在摄入蛋白质时也要选择优质蛋白质,如瘦肉、鱼、禽类等。

(2)低钠饮食:减少盐的摄入,以降低高血压的风险。避免食用腌制食品、加工食品等。

(3)低脂饮食:减少饱和脂肪和反式脂肪的摄入,以降低患心血管疾病的风险。选择植物油、鱼等富含不饱和脂肪的食物。

(4)低磷饮食:限制磷的摄入,以减轻肾脏负担。避免食用高磷食品,如奶制品、坚果等。

(5)适量饮水:保持适量水分的摄入,避免因水分摄入过多导致水肿,定期监测体重。

慢性肾衰竭患儿感冒怎么办?

平时,家长要注意预防患儿感冒,避免感染各种病

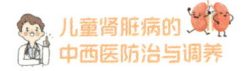

原体。儿童服用的大部分药物会经过肾脏代谢,一定要听取专业医生的意见,切不可自行给药,避免不良事件发生,因为慢性肾衰竭患儿的用药剂量通常会比正常儿童少。

什么是慢性肾衰竭的肾脏替代治疗?

慢性肾衰竭终末期患儿由于肾脏不具备正常生活所需的代谢功能,需要通过医疗技术手段完成替代性治疗,也被称作肾脏替代治疗。它包括血液透析、腹膜透析和肾移植,其中肾移植是肾脏替代治疗中最有效的治疗方式,在获得移植机会前,需要透析治疗过渡。血液透析和腹膜透析的疗效相似,但各有其优缺点,在临床应用上可互为补充。透析疗法仅可部分替代肾的排泄功能(对小分子溶质的清除仅相当于正常肾脏的10%~15%),但不能代替其内分泌和代谢功能。

通过以上的讲述,有慢性肾衰竭患儿的家庭想必对这个疾病有了一定的了解,但可能还是有部分家长会很焦虑、迷茫,还有各种各样的问题想询问医生。接下来,小熊医生将对常见的问题进行解答。

慢性肾衰竭的肾脏是否还有机会挽救？

部分慢性肾脏病起病隐匿，临床无特殊症状，到就诊时已经到了尿毒症期，这种情况下，大部分的家长都难以接受。但是没发现症状不代表完全没有症状，不是人人都有医生、护士丰富的医学经验，在疾病早期就能察觉到苗头。例如本案例中的小华，他在被诊断出慢性肾衰竭的前半年已有贫血表现，但是没有跟踪、复查，很遗憾地错过了最佳治疗时机。慢性肾衰竭属于慢性病程，病变时间越长，肾脏的结构功能发生的实质性改变越大，最终无法恢复到正常的状态。如果积极配合医生治疗，可将患儿身体状态调整到相对稳定的程度，延缓疾病进展，减少感染及各类并发症的发生。如果到了终末期，肾功能已经完全失代偿，无法挽救，则需要进行肾替代治疗，即透析或者肾移植。透析（血液透析或者腹膜透析）只可部分替代肾脏排泄功能，而肾移植不仅可充分满足机体排除代谢产物的需求，而且还有补充营养和调节内分泌的作用（包括抗贫血、调节钙磷代谢），能较全面地替代肾脏功能。其次，肾移植更接近生理状态，对患儿心脑血管功能的影响相对较小，因此

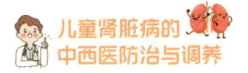

发生心脏病、脑卒中等不良事件的风险远低于透析。肾移植是目前公认的终末期肾病患者的最佳和首选治疗方案。

慢性肾脏病是先天遗传的还是后天出现的呢？

需要注意的是部分儿童慢性肾脏病属于先天遗传，特别是婴幼儿发病者更需优先考虑。例如，Alport综合征、多囊肾等，建议做常规基因检测，明确诊断，也为后期家庭再生育提供重要的遗传学参考依据。大部分患者是由肾脏基础疾病，如肾发育不良、慢性肾小球肾炎（如肾病综合征、狼疮性肾炎）等的疾病发展所致。有高危因素的家庭，定期体检非常重要。

慢性肾衰竭是否都必须透析呢？

若患儿慢性肾衰竭已到肾病终末期，肾脏已经丧失生理功能，生活中已出现了前面所提到的临床表现，这种情况不解决，症状会逐步加重，甚至危及生命。要解决这种问题，只能选择透析来治疗，要从根本解决问题，最合适的方案是进行肾移植。如果是有定期追踪的患儿，可在进入慢性肾脏病4期的时候就做好移植前的相关准备，这样到了慢性肾脏病5期可不经透析直接进行肾移植。但目前肾源不足，普遍移植等待时间长，费用昂贵，大部分患儿还是需要透析过渡。

该如何为患儿选择透析方式？

目前透析有两种方式，分别为腹膜透析和血液透析。两种透析方式各有优缺点，家长可根据患儿自身情况和医护建议，选择适合的透析方式。

腹膜透析设备简单，易于操作，安全有效，患者可在家中自行操作。持续性非卧床腹膜透析是持续地进行透析，持续地清除尿毒症毒素，使血容量不会出现明显波动。持续性非卧床腹膜透析在维持残存肾功能方面优于血液透析，费用也较血液透析低。持续性非卧床腹膜透析尤其适用于小儿患者或做动静脉内瘘有困难的患者。特别是自动化腹透机的研制和推广，使患儿能够在夜间通过机器完成腹膜透析，从而能够对白天的时间进行自由支配，使患儿能够返回学校学习，降低患儿的心理负担，也使我国医疗资源紧张的情况得到适当缓解。

血液透析是利用血液透析设备对患儿进行透析，完成人工肾的构造需要具有相当好的硬件条件，如水处理系统、血液透析机等，所以无法居家操作。需要患儿定期去医院进行治疗，这会在很大程度上影响患儿及家长的生活与工作。但是从远期疗效来看，进行血液透析的患儿的生存率高，并且生存的时间更长。血液透析要由专业的医师进行操作，这能够为患儿提供更好的安全保障（图2-12）。

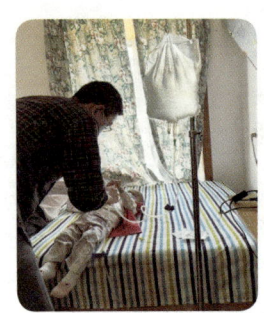
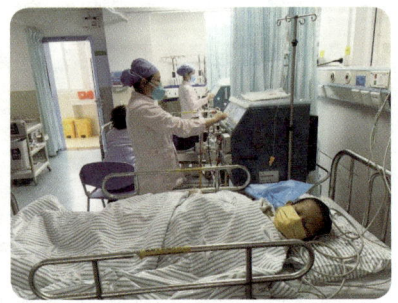

图2-12　两种透析方式

做完肾移植手术后能和正常人一样吗？

肾移植手术后的康复过程因人而异，但通常需要一定的时间来适应新肾脏与身体的融合。医护人员及家长在手术后需要注意密切关注患儿身体状况，定期复查，以确保所移植肾脏的功能正常。此外，患儿还需要遵循医生的建议，按时服药、调整饮食、进行适当的运动、预防感染等，以促进身体的康复。在遵循医生的建议和注意事项的基础上，肾移植患儿可以像正常人一样生活，恢复正常学习，日后参加工作，回归社会。

小熊中医告诉你

慢性肾衰竭按其临床表现属中医学"癃闭""腰痛""水肿""关格""肾劳""溺毒""肾风"等范畴。其发病机制以脾肾虚衰、浊毒潴留为关键。脾肾气阴两虚、浊毒内蕴为此病的基本病机。慢性肾衰竭属正虚邪实、本虚标实之证。其病位主要在脾、肾，久可累及心、肝等脏器。治疗上，补肾健脾、化浊解毒、化瘀通络三种治法应同时兼顾。

儿童慢性肾衰竭的治疗是一个长期的过程，对患儿的心理和生理都会有一定程度的影响，患儿需要家人的支持与陪伴。而中医可以通过以下的方法帮助患儿提高生活的质量。

（1）耳穴压豆：伴高血压患儿可贴肝、脾、肾、神门、内分泌、肾上腺、降压点、降压沟等穴位。睡眠不安可以贴心、枕、胃等穴位。便秘加大肠、直肠、皮质下等穴位。胃纳欠佳可贴脾、胃、肾、小肠等穴位。每次贴单侧耳,双耳交替贴压,每周2次。

(2)针刺疗法(建议在医院操作):伴高血压患儿可利用针刺降压穴、头痛穴、太冲穴、太溪穴、足三里穴等穴位降压。可选用足三里、三阴交、肾俞、阳陵泉、阴陵泉等穴位针刺以补益脾肾、化瘀通络、利湿泄浊。针对患儿头痛、失眠、纳差等症状,可辨证取穴,从而改善患儿的生活质量,间接提高治疗效果。

(3)艾灸疗法:对于四肢不温、胃纳差的患儿可选关元、神阙、气海、足三里等穴位艾灸以温经扶阳、扶正祛邪,从而改善患儿临床症状,提高患儿生活质量。

(4)沐足:伴高血压患儿可使用降压沐足方泡脚,连续沐足2周。患儿出现睡眠不安或者难入睡的情况,可给予不寐方沐足5天以改善睡眠。胃纳欠佳的患儿可给予脾虚方沐足5天以健脾开胃。

(5)音乐疗法:具有助眠安神、稳定情绪的功效。可听古琴类音乐如《秋湖月夜》《平湖秋月》《梅花三弄》《平沙落雁》等。

（6）功法导引：精神状态较好的患儿建议练习促长补肾功法，如八段锦、六字诀等，以调和气血。

十、急性肾损伤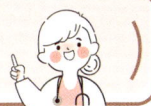

案例分享

12岁男孩浩浩（化名）是一名初中新生，平时身体健康，活泼好动。9月，他参加学校举行的军训活动。第一天深蹲200个，练军姿、踢正步，浩浩都特别卖力，感觉自己就是个准解放军小战士了。但是，结束军训的当天晚上，浩浩觉得大腿的酸痛感越来越明显。开始时，浩浩以为是因为刚刚结束暑假，自己长时间没有锻炼才累到了，并没有留意。第二天起床，浩浩感觉腿用不上力气，走路也一瘸一拐，上卫生间时浩浩惊讶地发现自己的小便和浓茶一个颜色，尿液颜色又深又浑浊。这可把浩浩吓了一跳："我的尿液怎么变成浓茶水了？

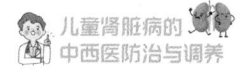

太可怕了！"紧张之余，浩浩赶紧报告给班主任。老师也没有见过这种情况，急忙打电话通知浩浩家长，赶往小熊医院就医。

小熊医院肾内科的接诊医生询问了浩浩及家长相关信息，得知浩浩最近2周没有感冒、腹泻等呼吸道及消化道疾病，排尿时没有尿频、腰痛，也没有鼻出血、牙龈出血等情况。医生给浩浩做了体格检查，发现浩浩大腿有压痛，将浩浩双腿抬高后再用手轻轻往下压时，双腿随之落回床上，但全身没有发现瘀斑、出血点。

待医生检查完，家长焦急地问："医生，我家小孩是什么情况？严重吗？"

医生："刚才体检发现，目前浩浩肌力受损，今天尿液颜色异常具体是什么情况，还得做些相关检查评估。"

于是医生给浩浩开了急查验血和验尿的单子，家长赶紧带浩浩去做检查。2小时后结果出来了，家长一看，吓了一跳，只见报告单上一堆标红的箭头，于是迅速拿着结果再次回到诊室。

家长询问道："医生，我家小孩检查出这么多异常结果,不知是什么疾病呢?"

医生仔细看完结果,说道:"浩浩血生化提示转氨酶全部明显升高,比正常值高了10~50倍,肌酶高了200倍,肾功能血清肌酐117μmol/L,高了2倍,肌红蛋白高了约100倍;尿常规、血常规大致正常,结合浩浩的病情,可确诊为横纹肌溶解综合征和急性肾损伤。"

家长:"许多数值都升高了这么多倍,问题大吗?为什么会出现这种情况?"

医生:"结果提示情况比较严重,需要住院治疗,浩浩平时运动量小,军训运动量超过了浩浩的承受力,导致他的肌肉被溶解破坏,肌肉分解的异常代谢产物增多。而异常产物是通过肾脏排泄的,增加了肾脏的负担,就导致了急性肾损伤。"

家长:"什么是急性肾损伤?"

医生:"急性肾损伤的医学定义是由各类病因引起的肾功能快速下降或者丧失而导致的一种临床综合征,指不超过3个月的肾脏功能或者结构方面的异常,包括血、尿、组织检测或者影像学方面的肾损伤标志物异常。临床指标包括肌酐、尿素以及其他代谢废物及体液的

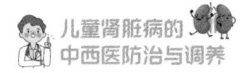

潴留。"

家长:"医生,我家孩子还这么小,肾功能可以恢复正常吗?"

医生:"肾功能能否恢复正常,要看具体病因。急性肾损伤病因分三大类:第一类是肾后性的,比较常见的是急性尿路梗阻,例如泌尿系统结石;第二类是肾性的,由各种原因导致肾单位和间质损伤所致,常见于各种肾小球肾炎;第三类是肾前性的,一般由肾脏血流灌注不足所致,常见于各类感染、腹泻脱水等。浩浩的病情是由横纹肌溶解导致,属于刚才所说的肾前性病因,这种情况下,绝大部分肾功能的是可以恢复到正常水平的,但前提是尽早、及时、积极治疗。"

家长:"医生,听你这么一说,我放心了一点,那我现在该怎么做呢?"

医生:"我现在给浩浩开住院证,你带浩浩办理手续,去住院部进行专科治疗。"

在住院部经过卧床休息以及接受碱化尿液、补液等治疗1周后,浩浩复查指标完全恢复了正常。很快,浩浩开就心地出院了。

从上述病例我们看到,浩浩的急性肾损伤出现得非常突然,那么我们平时应该注意什么?如何尽早发现问题呢?

小熊医生探案
急性肾损伤有什么标准?

在前面提到的病例中,小熊医生解释了急性肾损伤的定义,浩浩在短短两天内尿色出现改变,肾功能损伤指标(如血肌酐)异常升高,完全符合急性肾损伤的诊断标准。但是这个指标表明肾脏已经损伤,那我们能否在更早的时候预判肾损伤呢?一般来说,如果48小时内血肌酐上升≥26.6 μmol/L或在7日内升高至超过(或等于)推算基线数值的1.5倍,或尿量下降至0.5 mL/(kg·h)以下至少6小时,都可以诊断为急性肾损伤。

这个基线数值,可理解为个人平时的基础值,那一般儿童的正常血肌酐参考值是多少呢?表2-5所示为不同年龄段儿童的正常肌酐参考值。

表2-5 儿童血肌酐正常参考值范围

年龄	血肌酐	
	μmol/L	mg/dL
<2岁	35~40	0.4~0.5
2~8岁	40~60	0.5~0.7
9~19岁	50~80	0.6~0.8

从表2-5中我们可以看出，在不同年龄阶段，儿童血肌酐的正常参考值差异非常大，有的患儿达到了上述诊断标准，但肾功能指标值仍在正常范围，这部分患儿有可能会错过治疗时机。因此建议家长平时定期带孩子进行体检，掌握孩子个人基础值。

儿童急性肾损伤发生率真的低吗？

国内一项多中心研究（10万例患儿，包含25家儿童医院）显示住院患儿中急性肾损伤发生率高达20%，特别是婴儿，因为婴儿本身生理调节功能就不如青少年，预后往往较青少年更差。研究发现，婴儿急性肾损伤的累计发生率（28%）是青少年（12%）的两倍多。全球首个重症患儿急性肾损伤多中心前瞻性研究（全球32个儿科监护中心,共4683例患儿)显示,重症患儿急性肾损伤发生率高达26.9%。

急性肾损伤有哪些临床表现呢?

(1)尿量减少:患儿通常发病后在数小时或数天内会出现尿量明显减少,达到少尿(尿量<400 mL/d)或者无尿的水平(尿量<100 mL/d);如果在连续监护的情况下,会精准地观察到尿量下降至0.5 mL/(kg·h)以下至少6小时,例如一个体重20 kg的患儿,如果6小时内尿量不足60 mL,就要考虑其是否发生急性肾损伤,及时就诊。

(2)水肿:患儿可表现出眼睑、四肢水肿,严重者胸腹部也可出现水肿。

(3)尿色异常:需要注意观察尿液的颜色,有些急性肾衰竭儿童的尿色会呈茶色或酱油色。

(4)代谢性酸中毒:这种特征在临床上表现为患儿出现深大呼吸,血气分析pH值会明显下降。

(5)消化道症状:急性肾衰竭的患儿由于肾脏功能受损,体内毒素短期内会快速升高,会出现胃肠道的各种不适，可表现为乏力、食欲下降、恶心、呕吐、腹泻等。

（6）神经系统：由于急性肾损伤往往会引起血压升高，如果导致肾衰竭的因素是脓毒血症等时，患儿容易出现意识障碍、昏迷、躁动、癫痫发作等。

（7）呼吸系统：尿量的减少导致患儿体内的水分不能及时排出，会出现肺水肿的情况，随后可出现呼吸困难、咳嗽、咳粉红色泡沫痰、胸闷等。

（8）循环系统：循环系统中水的排出障碍会间接导致患儿血压升高，参与血压调控的内分泌激素因肾脏的调节障碍还会进一步助推血压的升高，导致患儿出现呼吸快、胸闷、心跳增快等表现。

（9）血液系统：发生急性肾损伤时患儿会有贫血、出血倾向，表现为面色苍白、皮肤瘀斑、鼻衄等。

（10）营养和代谢异常：患儿体重下降。

（11）感染：感染常常是肾损伤发生的重要病因，儿童常见的感染部位为肺部、胃肠道和泌尿道，乃至全身感染，临床可出现发热、咳嗽、尿频、尿痛等症状。

如何早期识别急性肾损伤呢?

急性肾损伤不仅可能导致急性肾衰竭的发生,还可能引发一系列临床症状,甚至危及生命。而且急性肾损伤普遍治疗费用较为昂贵,早发现、早治疗尤为关键。如果出现前面所讲述的急性肾损伤的临床表现,例如尿色改变等,必须及时到医院就诊,尽早治疗。急性肾损伤起病本就急,有症状时就诊表明肾损伤多已出现,因此,急性肾损伤的早期识别主要是对存在急性肾损伤高风险的住院患者进行急性肾损伤危险因素的评估,住院期间监测其肾功能和尿量变化。对于急性肾损伤的高危人群应及时识别,并加强急性肾损伤的预防,降低急性肾损伤发生率。

急性肾损伤高风险人群有哪些?

1. 患急性疾病时(如支气管肺炎、感染性腹泻等)

(1)一级亲属(父母)有相关病史(肾脏病、高血压、心血管疾病、糖尿病等)的儿童。

(2)母亲产前检查时或患儿体检时发现其泌尿系统异常者,如多囊肾、肾结石、独肾等。

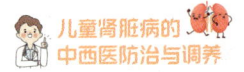

（3）婴幼儿、神经或认知障碍者、残疾者。

（4）既往有急性肾损伤病史，有肝病、泌尿系统的症状或者病史的患儿。

（5）患有心力衰竭、高血压，严重腹泻致脱水，患有败血症、横纹肌溶解者，存在血液系统恶性肿瘤者，出现出血、溶血者，接受过大手术或有创伤者。

（6）在一周内使用经过肾代谢或者有肾毒性的药物，如退热类药物（复方氨基比林、安乃近）、氨基糖苷类抗生素（庆大霉素、阿米卡西），或者进行CT、MR、造影检查时使用了碘造影剂者。

（7）处于疾病状态，心率、呼吸不断加快，血压下降，四肢手足冰冷、尿量减少者。

（8）有肾炎症状或者体征（如水肿、血尿、高血压和尿量减少）。

（9）出现低血压者。

2. 无明显急性疾病时

儿童患有慢性肾病且无明显的急性疾病，有以下情况，血清肌酐短期内升高，可能提示急性疾病肾脏损伤，而不是慢性疾病的恶化。

（1）慢性肾脏疾病，特别是分期3～4期者。

（2）新发泌尿系统疾病、泌尿系统症状明显恶化。

（3）提示急性肾损伤并发症的症状。

（4）影响肾脏和其他器官系统的多系统疾病或者症状（如急性肾损伤的症状或者体征）。

急性肾损伤的预防和治疗策略有哪些？

目前暂无确切药物可以预防急性肾损伤，预防策略更多的是强调对高风险人群的识别与风险评估，避免诱因并进行动态监测，从而在早期发现急性肾损伤并进行管理和治疗。

根据流行病学研究，急性肾损伤危害性较大，因此一旦发现急性肾损伤的症状，一定要在第一时间到医院就诊，配合医生积极治疗。急性肾损伤病程可分为少尿期、多尿期及恢复期。少尿期及多尿期的治疗基本都在医院内进行，治疗原则为以下几点。

（1）对于轻症患儿，可采取保守治疗，如控制饮食，调整生活方式及药物治疗。

（2）急性肾损伤的治疗应根据患儿的具体情况制

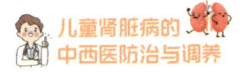

定个体化的治疗方案。本章节浩浩的急性肾损伤原因是运动过量导致的横纹肌溶解，需采取卧床休息、避免运动、碱化尿液方案。

（3）对于重症患儿，可能需要采用透析治疗、肾替代治疗等更复杂的治疗措施。

急性肾损伤具体治疗方案由医生决定，但需家长联合患儿配合医护工作。

1. 少尿期

少尿期一般持续7～14天，但也可短至数天，长至4～6周。

（1）生活方式：建议患儿卧床休息，避免劳累及剧烈运动。

（2）饮食：建议清淡饮食，酌情限制水分、钠盐、钾盐，早期应限制蛋白质摄入，蛋白质摄入量为每天0.8 g/kg，对高代谢分解、营养不良或接受透析患儿的蛋白质摄入量可适当放宽。

（3）营养支持：这里所说的营养不是指各种肉类、蔬菜，而是碳水化合物和脂肪。营养素的需求与年龄相关。危重患儿与成人相似，能量需要量应为基础能量消耗的100%～130%，采用 Caldwell-Kennedy 公式：基础能量消耗（kcal·kg^{-1}·d^{-1}）=22+31.05×体重（kg）+1.16×年龄（岁）。例如一个6岁的体重20 kg的急性肾损伤儿童，其每天需要的基础能量为22+31.05×20+1.16×6=649.96 kcal。

（4）维护水平衡：少尿期患儿应严格计算24小时出入水量，补液量不可过多。这个过程需家长严密配合医生的医嘱，特别是婴幼儿。

（5）维持电解质、酸碱平衡：急性肾损伤容易出现高钾血症，需控制或避免含钾量高的食物，如香蕉、蘑菇、紫菜等。

（6）控制感染：感染是急性肾损伤少尿期最常见的并发症，也是死亡的主要原因之一，医生会根据感染病原或者经验性抗感染治疗。但整个过程也需家长细心照料，注意卫生，并配合医生减少院感的发生。

2. 多尿期

多尿期开始，威胁生命的并发症依然存在。重点治疗方案仍为维持水、电解质和酸碱平衡，控制氮质血症，治疗原发病和防止各种并发症（参照少尿期）。多尿期一般一周后可见血肌酐和尿素水平逐步恢复至正常范围。

3. 恢复期

一般无需特殊处理,定期随访肾功能,避免使用肾毒性药物。

急性肾损伤的预后怎么样?

急性肾损伤的预后与病因和并发症严重程度相关。肾前性因素导致的急性肾损伤,如果能早期诊断和治疗,肾功能多可恢复至正常值,肾后性的急性肾损伤,如果能及时解除梗阻,肾功能大部分也恢复良好。肾性的急性肾损伤预后存在较大差异,部分急性肾损伤患儿肾功能不能完全恢复,且合并多脏器衰竭时死亡率高。慢性肾脏病患儿发生急性肾损伤,肾功能大多不能恢复至基线水平,且加快进入肾病终末期。因此,需要对急性肾损伤患儿进行定期随访,以确保其尿蛋白、肾小球滤过率和血压保持正常水平。

小熊中医告诉你

急性肾损伤按照其临床表现归属于中医"关格""癃闭""溺毒"等疾病范畴。关格及癃闭均首见于《黄帝内经·灵枢·脉度》篇"……关格者,不得尽期而死也",指出关格属于危急症。急性肾损伤发病内因为正气不足,外有六淫之邪以及药毒、虫毒等侵袭人体,外邪入里化热,伤阴耗气,有碍气血运行,从而化生为瘀血、湿浊、浸淫三焦,又加重脏腑虚损。急性肾损伤的中医病机为本虚标实,以气阴虚为主。其病位不仅局限于肾与膀胱、三焦的异常,还与其余各脏器有着密切的联系。病理因素以瘀血、热毒和湿毒为主。急性肾损伤的中医治疗,应当依据病期制定治疗方案,少尿期以清热解毒、泻热逐水、活血化瘀和通腑泻浊为治疗原则。多尿期则要注意清余热,兼顾益气养液。恢复期则注意滋补肾阴或肾阳。

哪些中药会造成中药相关性肾损伤?

含马兜铃酸类中药(如关木通、青木香等)是目前报道较多的引起肾损伤的中药，长期或短期服用均会引起马兜铃酸肾病。迄今共报道了肾毒性风险药物共97种，其中报道最多的为含马兜铃酸类中药与雷公藤。含肾毒性成分的常见中药有雷公藤、穿心莲等（含有某些萜类肾毒性物质），也包括马钱子、乌头等（含有某些生物碱类肾毒性物质）。针对有潜在肾毒性的中药，家长应予以重视，在正规医院开具处方并按医嘱给患儿服用。

中药相关肾损伤的危险因素有哪些？

中药相关肾损伤的风险因素较为复杂，主要应从药物和机体易感性等多方面进行筛选和评价。一是药物因素：①中药材的来源和质量问题。不同种属的异物（如新闻常见的误认剧毒的钩吻花为金银花泡茶导致的中毒）、掺杂作假、炮制加工不当，以及中草药所含的杂质、农药、重金属残留和微生物毒素等外源性污染物等因素，都是药源性肾损伤的风险因素。②不合理的处方中药配伍：这一般是指处方未能在辨证用药原则的基础上综合考量而产生了中药的毒副作用。二是机体因素：个体差异的特异性遗传背景及过敏性体质是中药相关肾损伤的重要危险因素。三是临床不合理用药因素：中药的使用应以中医理论为指导，依据辨证论治处方遣药，剂量疗程合理、配伍得当，剧毒药物也可安全应用。

如何通过合理用药减少中药相关肾损伤？

（1）方（药）对证：辨证论治是中医治病的灵魂，辨证用药是确保中药疗效和安全性的重要前提。

（2）合理剂量用药：应以辨证用药为基本原则，以合理剂量用药，对已经有肾功能不全的患儿应尽量避免使用有肾毒性的中药。

（3）正确联合用药：不适宜的联合用药可能会增加中药相关肾损伤风险，例如联用两种及两种以上药物时，如果药物的组成、功效或适应症相同或相近时，会导致肾毒性作用叠加。

小熊护理

急性肾衰竭也称为急性肾损伤，通常在短短几天内迅速发展，因此警惕隐匿"杀手"，学会预防肾损伤尤

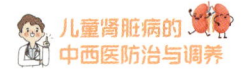

为重要。急性肾衰竭最常见于住院病人,尤其是需要重症监护的重症患者。急性肾衰竭可能是致命的,需要积极治疗,但它也是可逆的,如果基础身体健康,肾脏功能就有可能通过治疗恢复到正常或接近正常的水平。

急性肾衰竭有以下症状:尿量减少,或偶尔尿量也会保持正常;液体滞留,导致腿、脚踝或脚肿胀;出现恶心、乏力、心律不齐、气促,感到疲劳、错乱、胸痛或有压迫感;严重者会出现癫痫或昏迷等症状。

在日常生活中如何预防肾衰竭呢?

(1)控制血压和血糖:如果患儿有高血压或糖尿病等慢性疾病,一定要积极控制血压和血糖水平,定期检查并遵循医生的治疗方案。

(2)健康饮食:注意均衡饮食,减少盐、糖和脂肪的摄入,增加蔬菜、水果和全谷物的摄入。限制高蛋白饮食,尤其是对于已经存在肾脏问题的患儿。

(3)充足饮水:多喝水有助于促进尿液的排出,保持肾脏的正常功能。每天饮水量应根据患儿个人体质和活动量而定,但一般建议每天饮水量为1.5~2L。

（4）避免过度用药：不滥用药物，特别是处方药和止痛药，以免对肾脏造成损害。患儿在使用药物时，应按照医生的指导和建议使用。

（5）保持肾脏健康：避免长时间憋尿，定期进行体检和肾功能检查，特别是有家族遗传肾脏疾病或高风险因素的患儿。保持充足的休息和睡眠，避免过度疲劳和存在精神压力，这有助于保护肾脏的健康。

第三章

生活管理与慢性肾病预防

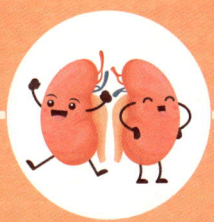

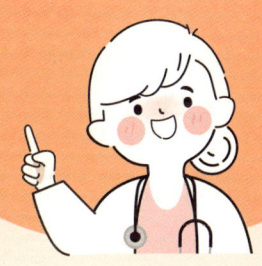

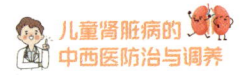

一、运动与肾脏健康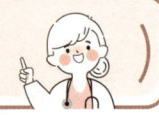

 （一）中医的运动理念

运动养生是中医养生学的一项重要内容，是指借助身体锻炼，通过活动筋骨、疏通经络、调节气息、静心宁神，促使气血运行，从而实现强身健体、延年益寿的目标。

战国时期《吕氏春秋·尽数》篇里已经有讲述长寿养生的理论，明确指出了运动养生的宗旨：动则身健，不动则体衰。"流水不腐，户枢不蠹，动也，形气亦然。形不动则精不流，精不流则气郁。郁处头则为肿为风，处耳则为挶为聋，处目则为眵为盲，处鼻则为鼽为窒，处腹则为张为疛，处足则为痿为蹷。"这句话的意思指：流动的水不会腐臭，转动的门轴不会被虫蛀烂，而这是运动的作用。形体和精气也是一样，形体不动，那么精气就不流动，精气不流动，那么就会郁结。郁结在头部就会产生肿痛和头风，郁结在耳部就会产生重听或耳聋，郁结在眼睛就会有目眵或看不见，郁结在鼻子就会鼻塞，郁结在腹部就会腹胀，郁结在脚部就会脚麻或脚痛。这说明人之精气血脉通利流畅，则百病不生。

长沙马王堆三号汉墓出土的《导引图》，再现2100年前古人强身健体、防治疾病的真实图景，为考古"导引疗法"提供了实物证据。马王堆导引术开创了中国运动养生之先河。导引是将呼吸运动、肢体运动和意念活动三者合一的宣导气血、治疗疾病的保健方法。《黄帝内经》是我国现存最早的医学巨著，其中写道：运动养生是养生防病的重要内容，适度运动是运动养生的基本要领。其运动养生方法有散步逸情、导引通经、按跷宣络、吐纳祛疾、存想避疫。运动养生要顺应自然，运动应适度，不能过度。运动过度则会耗损人体的气血、皮肉筋骨、五脏六腑。由此可见，《黄帝内经》的运动养生方法博大精深，对指导慢病防治意义深刻。

古人十分重视运动养生，如春秋时期孔子擅长礼、乐、射、御、书、数六艺，其六艺中的"射"和"御"就是很好的强身健体的运动，孔子经常传授弟子"射"和"御"。东汉华佗以运动养生为长寿之道。由华佗所创的五禽戏，每一戏各具不同功效：虎戏可旺盛精力，

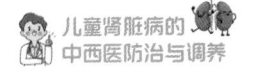

充沛脏气；鹿戏能强肝益肾，增补脾胃；熊戏则安神壮体，平肝泻火；猿戏使人耳聪目明，脑健身轻；鹤戏使人筋络舒畅，活血易筋。当代很多医师通过临床实践证明了五禽戏是既能防病又能治病的运动养生项目，对增强体质、提高人体免疫力有明显作用，对现代的慢性疾病（如高血压、糖尿病、肥胖症等）防治疗效是显著的。

几千年来我国世代医家都积极提倡通过运动养生保健。运动养生方法由最原始的巫舞、导引行气、内丹术，到后来的气功，再到现代的健身气功这几个阶段组成。而现在被一致推崇的中医传统运动项目有散步、太极拳、导引、吐纳、五禽戏、八段锦、易筋经、六字诀等，是中华民族的文化精髓，证明了"生命在于运动"这一科学理论。运动是生命的依托，是生命赖以生存的基础。运动不是药，但能使人健康。

中医运动养生学对人们的生活具有重大影响，以中医的阴阳、脏腑、气血、经络等为运动的理论基础，以养精、练气、调神为运动的基本特点，注重意念、呼吸和躯体运动相配合的保健活动。目前太极拳和八段锦等一些传统保健运动已经用于一些慢性疾病的治疗和管理,如高血压、冠心病、糖尿病、高血脂、慢性肾病等,以及一些疾病(如癌症)恢复期和手术恢复期的防治。在这些慢性疾病的治疗和管理中,运动不仅可以强健身体,更能锻炼意志战胜疾病,培养毅力。

(二)现代医学如何看待合理运动

运动是人们生活中必不可少的部分,科学合理的运动可以保持身体健康、提升身体素质、增强心肺功能、预防疾病和促进生长发育。生命在于运动,运动需要科学合理。国家卫生健康委员会发出了健康中国行动倡导:每个人是自己健康的第一责任人!

现代医学倡导科学合理的运动,适量的合理运动是健康的基石之一。什么是合理运动?要如何进行合理运动?哪些是不合理的运动?不合理的运动又会有哪些危害呢?怎么才能避免运动损伤?哪些是身体给我们敲的警钟呢?一起来看看如何进行科学合理的运动,实现健康生活、少生病的目标吧!

首先来了解一下什么是运动。参加体育课、去健身房锻炼才算运动吗？走路、爬楼梯、搬东西、做家务是不是运动呢？在医学里，运动的定义是以健康为目的而进行的有计划的重复性的身体活动。这里面强调两点：一是这些身体活动的目的是健康，二是这些身体活动需要反复进行。

世界卫生组织研究发现，科学合理的身体活动可以预防疾病，愉悦身心，益于健康。科学合理的运动可以降低早期慢性肾脏病的风险，降低肾功能不全进展的速度。

合理运动带来的益处很多，但不合理的运动（如剧烈运动）也可能对身体健康造成损伤。过度剧烈的运动还可能导致急性肾损伤。不合理运动后的机体处于脱水状态，体温升高以及摄入大量含糖饮料等因素都会诱导机体或肾脏发生炎性反应，导致体内代谢产物蓄积，从而对肾脏结构或功能造成损伤。如果长期反复多次进行不合理运动，不仅会增加急性肾损伤的发生风险，还可能导致慢性肾脏病。所以说，不科学、不适宜的运动不但不能给运动者带来健康，反而可能带来运动伤害，甚至发生猝死，因此运动者需要进行整体运动功能测评，制定科学、个性化的运动方案，只有合理、安全、有效的运动才能让人们从中获益。如何进行合理运动，运动时应该规避什么，就成了我们迫切需要了解与解决的问题。

案例分享1

小颜（化名）是个7岁的小学生，2周前因发热、咽痛就诊，在医院诊断为急性咽炎，用药后已经退热，咽痛也缓解了。本以为小颜已经痊愈，没有后顾之忧了，但小颜在半个月后却出现水肿，排尿也出现很多的泡沫，小颜妈妈认为可能是小颜平时缺乏运动、抵抗力差，于是开始带着小颜跑步。运动后小颜出现头晕、头痛和排出肉眼血尿的症状，小颜妈妈赶紧带他到医院就诊，经过医生检查后诊断为急性肾小球肾炎。急性肾小球肾炎的绝大多数病例是急性链球菌感染（如上呼吸道感染、扁桃体炎等）引起的免疫复合物性肾小球肾炎。医生叮嘱小颜妈妈，急性肾小球肾炎的患儿急性期需要卧床休息2～3周，直到肉眼血尿消失、水肿消退，监测血压正常，才可下床做轻微活动。医生还给出了详细

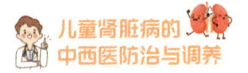

的恢复运动的建议：小颜治疗后需要复查血红细胞沉降率，指标恢复正常后才可以上学，但上学期间仅限于完成课堂作业，不建议参加体育课和运动。

家长如何为患儿制定合理的运动计划呢？

患儿并不是任何时间都适合运动的，适合的运动方式也各不相同，特别是在生病状态下，运动计划及恢复运动的时间要听取医生的建议。

运动的益处很多，但关于肾病患儿的运动问题却困扰了很多家长，特别是在病房里听说过或见过像小颜一样的肾炎患儿后，他们难免会想：是不是孩子生病了，特别是得了肾脏病，都要卧床休息，不能做运动呢？

肾脏病患儿可以运动，只是恢复运动的时间和适合的运动项目有所不同。医生会根据患儿的具体肾病类型、目前是否有相应的症状（如水肿、血尿、高血压等）、病情控制情况以及相关检验指标进行综合评估后给出运动建议，包括何时应该卧床休息，何时可以开始运动，可以做哪些类型的运动，运动强度、运动时间及运动频率也是个体化的，每个患儿的情况会有所不同。

除了急性肾小球肾炎的患儿，肾病综合征、紫癜性肾炎、狼疮性肾炎或者慢性肾脏病的患儿能不能做运动呢？能做哪些运动呢？不同阶段的运动方案怎么制定和调整呢？下面我们来了解一下。

肾脏病患儿是可以运动的，也可以从科学的运动中获益，比如促进疾病恢复、减少或避免并发症的发生。根据不同的肾脏疾病类型、疾病治疗的不同阶段、检查和检验指标恢复情况及全身状态，医生给每个患儿的运动建议也不同。医生给肾脏病（如肾病综合征、紫癜性肾炎、狼疮性肾炎或者慢性肾脏病等）或肾穿刺活检术后的患儿提供运动建议时会先进行以下评估：

（1）详细了解患儿基础疾病及既往疾病史，目前的症状、疾病控制情况及使用药物治疗情况。

（2）医学检查：包括身高、体重、血压、心率、心肺查体等体格检查，必要时还会进行心电图、心脏彩超、血管超声、人体成分分析等辅助检查，有助于避免运动损伤。

（3）心肺耐力评估：心肺耐力是指身体吸收、运送和利用氧气的能力，也可以反映人日常体力活动和运

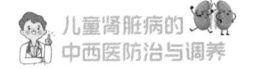

动的耐久能力，反映心脏功能、肺功能和肌肉的血液循环能力，是指人持续进行运动的能力。常用的评估方式包括6分钟步行试验、运动试验、心肺运动试验，通过运动前、中、后监测的心率、呼吸、血压、血氧饱和度、心电图等指标的变化及受检者的主观感受，可反映人体内脏功能的协调性以及潜在的不耐受运动的疾病筛查。

（4）是否因为血压或心脏问题需要用药治疗，是否有心脏疾病或其他不能进行运动的因素。

肾病综合征患儿在初次诊断或复发时，如果有明显水肿、大量蛋白尿或者严重高血压时建议先卧床休息，经过治疗，等症状缓解、指标下降、病情好转后才可以恢复运动，建议逐渐增加运动量，提升运动强度。刚开始可选择下床活动、散步、八段锦等强度适中的有氧运动，因为这些运动耗能较少，反复性高，运动时心率也不会明显增快（保持在最大心率的60%~80%），可促进血液循环，降低血脂，降低或避免血栓形成风险。适应了运动强度后，可逐渐增加每周运动的时间和频率。激素依赖型、频繁复发型肾病综合征的患儿，可能长期使用糖皮质激素治疗，医生会关注患儿是否发生过骨折、是否有骨代谢及骨密度异常等情况，据此给出建议，避免患儿在运动中出现或加重骨折等损伤。

系统性红斑狼疮、狼疮性肾炎、光过敏的患儿还建议减少或避免暴露在户外紫外线下的运动类型或运动方式。紫癜性肾炎的患儿疾病活动期如有肉眼血尿、新发紫癜皮疹、关节肿痛时建议避免爬楼梯、跑步等运动。

不同肾脏病类型的患儿在不同生长发育时期以及不同的治疗阶段均有自身特点，因此，医生给出的运动建议也是因人而异的。早期无症状的慢性肾脏病患儿（G1期和G2期），即肾小球滤过率 ≥ 60 mL/（min·1.73 m^2）时，多数还没出现慢性肾脏病的相关并发症，治疗主要针对预防和减缓疾病进展，运动建议是避免长时间、高强度的单一运动，防止引起脱水、代谢产物堆积、肾血流量减少等加重肾功能损伤的状况。当肾小球滤过率为 30~59 mL/（min·1.73 m^2）时（G3a期和G3b期），可能会开始出现慢性肾脏病相关的并发症，如贫血、高血压、血脂异常、生长障碍、矿物质和骨代谢异常等，以及本应该通过肾脏排出体外的物质清除异常（如水、毒素以及钾、钙、磷等），建议高血压得到控制、没有明显水肿后再恢复运动,不建议选择足球、篮球、拳击等对抗或易发生骨折的运动类型。重度慢性肾脏病和肾衰竭(G4期和G5期)的患儿,肾小球滤过率降至<30 mL/(min·1.73 m²)时开始准备肾脏替代治疗(如腹膜透析、血液透析和无透析肾移植),部分患儿可能出现心功能异常,此时可以选择时间短、强度低的适应心肺耐力的运动(如散步、八段锦等),同时需要注意避免骨骼和肌肉损伤,保护透析管路。

胡桃夹综合征患儿能运动吗?

什么是胡桃夹综合征?经常有家长拿着超声报告单,指着结果"胡桃夹+"向医生询问。胡桃夹综合征是由左肾静脉在主动脉和肠系膜上动脉近端之间受压引起的,常见于青少年,尤其是瘦长体形的儿童。其主要表现为无症状性血尿,患儿平时可能没有什么不舒服的症状,通过体检或其他检查时才被发现,久站或剧烈运动后血尿会更明显,还可能会出现蛋白尿,伴有左侧腰痛,可以通过CT以及超声评估左肾静脉直径和峰流速来检测。一般来说,超声报告单结果常表示为"胡桃夹

+"。胡桃夹综合征的患儿在血尿不严重（只有验尿时才发现尿中有红细胞且数值不高）、没有蛋白尿的情况下可以进行日常活动，建议避免参加体育竞赛、军训等高强度运动；如果血尿明显、蛋白尿量较多时要注意多休息，建议避免久站、久坐以及剧烈运动以避免或减少受压区域的进一步损伤。多数患儿的胡桃夹综合征经过保守治疗，通常在成年后会逐渐好转。

患儿做完肾活检后多久能运动呢？

经皮肾穿刺病理活检可帮助明确诊断、指导和协助选择治疗方案、确定活动性和慢性病变的程度以及判断预后。医生和护士会多次跟患儿和家长强调肾活检后应仰卧，也就是平躺，时间为4～6小时；卧床休息24小时后才可以下床活动；2周后才可以恢复正常活动，以避免或加重出血等并发症。肾穿刺后的运动方案还会根据患儿肾脏原发病的类型（如原发性肾病综合征、紫癜性肾炎、狼疮性肾炎等）以及是否有水肿、高血压等症状作出调整。

肾脏病患儿的运动建议要适应患儿的基本运动素

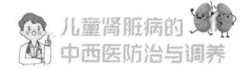

质、心肺耐力，除了要考虑基础疾病、目前疾病控制情况以及客观的检查和评估运动指标，还要结合患儿原有的运动习惯和运动偏好，在确保安全的前提下，提高可实现性及可持续性，方便患儿完成运动锻炼，循序渐进地提高身体活动能力和整体健康水平。给出运动建议后可以通过随访进行评估，及时作出调整，形成个体化的健康管理方案；还可以进行运动功能测评，制定和调整运动方案，使运动更加科学、规范并易于实施。

如何做到合理地运动，了解运动的内容及相关定义也非常重要。科学合理的运动方案会具体到患儿进行运动的频率和强度、时间、类型和方式、总量和进度等细节，还包括目前适合的运动、需谨慎进行的运动、不适合的运动以及需进行的针对性功能练习。

（1）运动频率和强度：通常指1周进行运动的次数及运动的强度，如每周进行至少3次的中等强度有氧运动，或每周进行3~5次的中等和较大强度相结合的运动。运动的频率和强度通过心肺耐力等综合评估后制定，并通过随访评估作出调整。运动强度是通过峰值摄氧量、峰值心率、心率储备、主观疲劳感受和训练区间来确定（可以对照表格来确定运动强度，见表3-1）。为保证患儿的安全和运动的精准程度，肾脏病患儿的基础运动频率和运动强度都应该根据患儿的情况适时作出调整，如从每周2次中低强度的有氧运动开始，运动后注意充分休息，有利于消退疲劳及促进肌肉含量与力量的增长。

表3-1 运动强度与心肺耐力的关系

运动强度	峰摄氧量/%	峰摄心率/%	心率储备/%	主观疲劳感觉/分	训练区间
低强度	<40	<55	<40	10~11	有氧
中等强度	40~69	55~74	40~69	12~13	有氧
高强度	70~85	75~90	70~85	14~16	有氧+乳酸
析高强度	>85	>90	>85	17~19	有氧+乳酸+无氧

（2）运动时间：运动时间指每次运动持续的时间，需要与运动强度相协调。为保持和促进健康而进行运动时，包括运动前的热身、运动后的冷身以及短暂的运动组间休息在内的总时间控制在60分钟以内即可，避免造成过度疲劳、过度运动而增加急、慢性运动损伤风

险。儿童、特殊疾病人群的运动时间可以通过前期疾病及运动耐受能力综合评估作出调整。肾病患儿刚开始恢复运动时通常从短时间（如每次10～20分钟）、低强度的有氧运动开始，适应后逐步调整运动时间、频率和运动强度。

（3）运动类型和方式：做间歇性的有氧运动，选择有节律、有大肌群参与的运动方式，如散步、八段锦、太极拳、健步走、慢跑、游泳、骑自行车、健身操等，可以提高心肺耐力；根据具体情况选择的抗阻运动（也称力量型运动），如仰卧起坐、引体向上、举哑铃等，可以增加肌肉力量和含量，延缓运动功能退化，强壮骨骼和活动关节，预防慢性疾病，但不是所有肾病患儿都适合这类运动，运动前应该听从医生建议；柔韧性训练有瑜伽、八段锦等，经常与有氧运动或力量型运动结合进行，患儿应该从低强度运动开始，循序渐进，量力而行，适应后考虑逐渐调整运动强度及运动时间。

（4）不建议的运动类型和方式：长时间不运动后，突然开始剧烈运动；长时间做低强度有氧运动和高强度无氧运动；做不符合自身运动功能水平的运动，如心肺耐力减低，就不适合以较长时间、较大强度的跑步或球类等运动项目作为日常锻炼方式。如果存在水肿、关节肿胀、疼痛等身体不适的情况，或者存在关节或脊柱活动度异常、肌肉力量减弱等情况，应该在运动中规避相应风险，避免发生或加重已有的运动系统损伤。

（5）运动总量和进度：在进行运动时应注意密切观察患儿有没有不舒服的反应，安全落实和坚持合理运动，以达到运动效果。适应期：逐渐增加运动时间，在3～4周内逐步达到总运动时间（如每周约100分钟），接近或达到预期运动强度。提升期：一般从第3周左右开始，运动时间较前一阶段逐步增加，中等运动强度达到每周约150分钟。保持期：一般从第3个月左右开始，进行每周不少于4次、累计时间不少于150分钟的有效运动，运动强度可稍大于中等强度。运动建议是整体连续的，不应该单纯追求运动总量和进度，而应该根据患儿的适应情况和全身状态及时作出调整，不但要控制运动强度，而且还要有效预防运动损伤、提升运动功能。运动不合理导致健康受损的案例其实常有发生，如何识别身体给我们敲的警钟、避免伤身又伤肾的运动损伤呢？

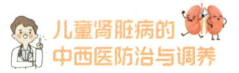

📋 案例分享2

琪琪是个爱学习的准中学生，平时父母对琪琪的学习要求都是高标准的，但她一直缺乏体育锻炼。琪琪的体能测试成绩不理想，为了能够升入理想的中学，她和父母都决定从军训开始努力运动！军训时在高温下进行站军姿、深蹲、蛙跳等训练，平时不怎么运动的琪琪一直都咬牙坚持，就算肌肉疼痛、全身乏力也逞强，不愿打报告休息。直到上厕所发现尿液变成了酱油色时，琪琪才赶紧告诉老师和父母。医生通过琪琪、老师和琪琪父母的描述初步判断琪琪的病因是不合理运动后导致横纹肌溶解。体格检查发现琪琪下肢及腰背部肌肉有压痛和肿胀，需要进行血清激酶、血常规和C-反应蛋白、血生化及电解质和尿液分析等检查来明确诊断、判断病因以及评估是否发生急性肾损伤。检查结果显示琪琪的肌酸激酶升高至超过正常值50倍，肝肾功能、电解质等指标也全部出现异常。各项指标都验证了医生的判断，琪琪住进了医院接受治疗。琪琪父母心里满是疑惑：为什么孩子明明好好的，却突然就因横纹肌溶解、急性肾损伤住院了呢？

什么是横纹肌溶解呢？横纹肌溶解为什么会造成急性肾损伤呢？

横纹肌溶解是以肌肉坏死和肌细胞内容物释放进入血液循环为特征的综合征，典型的三联征为肌肉酸痛、无力和深色尿。不合理的剧烈运动或强体力活动是儿童最常见的横纹肌溶解病因之一，其他病因还包括感染、遗传病、药物等。骨骼肌（医学上称横纹肌）溶解的病因可大致分为以下3类。

（1）创伤性或肌肉挤压，如在受直接创伤、损伤、压迫后引起破坏肌肉的挤压综合征或骨折等疾病后长期制动。

（2）非创伤劳累性，如进行不合理的长时间的、剧烈的或不适应的体力活动或运动，在高温高湿的环境中运动，患有代谢性疾病及其他肌病。

（3）非创伤非劳累性，如受药物、毒素、感染的影响或电解质紊乱。

琪琪在高温环境下进行超过自身强度的不合理运动

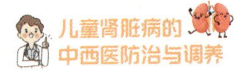

后，骨骼肌肉细胞里的成分被分解并释放到血液里，所以才出现了肌肉痛、全身乏力和排酱油色尿的症状。严重的患者还可能出现全身不适、发热、心动过速、恶心呕吐以及腹痛等症状。

横纹肌溶解的特征性检查的标志是肌酸激酶明显升高，血清肌酸激酶水平在肌肉损伤开始后的2～12小时内开始升高，并在24～72小时内达峰，通常在肌肉损伤停止后的3～5日内下降，诊断时和治疗后会检查和监测肌酸激酶的变化。横纹肌溶解时，肌细胞内容物进入血液后，随血液循环到达肾脏。这些物质在肾脏中聚集、堵塞肾脏的小血管，可造成急性肾衰竭、代谢性酸中毒、电解质紊乱等情况，检查可出现血液生化和血气电解质指标异常（如血尿素氮、血肌酐升高，转氨酶异常、高钾血症、高磷血症和/或低钙血症等）。

为什么不合理运动会造成急性肾损伤呢？

我们知道，由不合理的剧烈运动引起的横纹肌溶解可导致急性肾损伤。其实，在不合理运动后，身体处于脱水状态、体温升高以及运动后大量喝含糖饮料等都是急性肾损伤的危险因素。在各种危险因素诱导下，我们的身体或肾脏本身会发生炎性反应，也会有肾脏血流量降低及肾脏相关代谢改变、代谢产物蓄积等情况也会对肾脏结构和/或功能造成损伤。如果反复多次进行不合理的剧烈运动，不仅会增加急性肾损伤的发生风险，还可能导致慢性肾脏病。

合理运动在预防疾病的发生和延缓疾病的进展方面均有不可忽视的作用，琪琪的案例也给爱运动的人敲响了警钟。不合理的运动方式和强度、不合理的运动时长和环境都可能会带来"灾难"，使人不仅不能从中获益，还会伤身又伤肾。我们要避免以下不合理的运动：

（1）长期不运动后突然剧烈运动或高强度运动。

（2）肾脏病急性期、肾病治疗还不稳定，在各种不适症状如严重水肿、严重高血压等还没缓解的状态下强行进行运动。

（3）高温下运动，特别是长期在高温环境下进行运动，不仅容易中暑，还会增加脱水和横纹肌溶解的风险。我们的肾脏是对脱水非常敏感的器官，在脱水、缺血、缺氧时非常容易造成损伤，可能会使肾病加重，甚

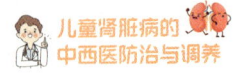

至血肌酐快速升高，发生急性肾损伤。

🍯 不合理的运动对肾脏结构或功能造成损伤会有什么表现呢？

由剧烈运动诱导的急性肾损伤被定义为过度运动或训练导致的急性肾脏病变，可能会出现血尿、蛋白尿、电解质紊乱以及横纹肌溶解导致的急性肾损伤等相关症状。剧烈运动导致急性肾损伤的非特异性临床表现还包括运动后数小时内出现剧烈的腰痛，伴有恶心呕吐、无力、腹痛等。

了解不合理剧烈运动对肾损伤的机制有利于我们避免不合理运动对肾脏造成的损伤。不合理运动相关肾损伤的危险因素有：热应激（人体的核心体温升高）、肌肉损伤（横纹肌溶解）、肾脏血流量灌注减少（出汗导致的体液流失和液体摄入不足导致的低血容量-高渗透状态）、肾脏相关代谢改变（果糖通过果糖激酶代谢导致肾脏能量供应缺失、剧烈运动后出现高尿酸血症）等，这些危险因素都会通过不同途径诱发肾脏炎性反应，而如果触发这些因素就会加重肾损伤。一起来看看运动相关肾损伤的常见防治措施吧！

（1）补水和降温：运动时我们要注意适当补充水分，避免在炎热的夏季、中午或在阳光直射下进行运动，选择在阴凉处运动；在室内场所进行运动时，可以使用电风扇、空调等设备降低空气温度和调整湿度；要保证适量的休息时间。

（2）减少饮用含糖饮料来补充水分和糖分：尽管剧烈运动后饮用能量饮料或含糖饮料会在短时间内快速补充人体所需的糖分，避免大量出汗后引起的机体脱水或低血糖，但在高温环境下运动期间或运动之后饮用大量含糖饮料则会增加急性肾损伤风险。

（3）科学合理的运动：根据个人的身体状态制定合理的运动方案，避免或缩短高强度运动，避免反复、长时间进行单一的运动，提倡穿插进行多种不同类型、不同强度的运动项目。先从热身运动做起，待身体适应周围的温度、湿度及运动状态后，再逐步延长时间、提高强度等，循序渐进。

（4）医疗健康管理与干预：鼓励注重身体健康管理，定期体检，运动后出现疼痛、乏力、肾损伤等不适时及时就诊，避免或减少自行使用解热镇痛消炎药物。常用的解热镇痛消炎药物（医学上称非甾体抗炎药）有布洛芬、对乙酰氨基酚、阿司匹林等。这类药物可以使我们的身体产生一系列变化（如抑制环氧合酶，从而防止花生四烯酸分解为前列腺素，前列腺素有助于肾血管扩张，而前列腺素合成减少则可导致肾脏血流量灌注减少，进而可引起肾小球滤过率严重下降）。

现代医学倡导科学合理的运动，儿童、特殊疾病人群进行运动前应根据个人身体状态，听取专科医师建议，共同制定适合自身健康水平、基本运动素质、心肺耐力以及预期运动目标等因素的合理运动方案。在确保安全的前提下，可根据患儿的运动习惯与偏好调整运动方案，以提高可实现性及可持续性，避免反复、长时间进行同一项目的运动，提倡穿插进行多种不同类型、不同强度的运动项目。加强运动前的适应性训练应先从热身运动做起，待身体适应周围的温度、湿度及运动状态后，再逐步延长运动时间、提高运动强度，可延缓和减轻横纹肌损伤，降低急性肾损伤的发生风险。建议在合适的温度和湿度下以适当强度的运动方式锻炼身体。在保护肾脏、治疗和缓解疾病的同时，通过合理运动循序渐进地提高身体活动能力和提升整体健康水平。

（三）护肾运动

针对儿童的特点，笔者团队结合太极、五禽戏和八段锦等创作了一套适合肾病患儿的功法——促长补肾功法，以下将简单介绍该功法的练习要点。

1. 医体太极的概念与特色

医体太极是以中国的太极文化为基础，以太极拳的科学运动为框架，融合中医学、现代康复医学、运动医学和临床医学等相关的医学理念，针对特定疾病或亚健康状态的人群开具太极运动的处方，达到有病治病、无病防病、全面提升身心健康的目标。其有以下特点：①多维训练，系统调整；②内外结合，养身补气；③针对疾病，精准靶向；④博采众长，短小精干；⑤文化导引，身心契合。

（1）多维训练，系统调整：医体太极强调从"形、力、劲、气、意、神、心"七个层面进行整体运动。在形的层面，医体太极要求立身中正、虚灵领劲、气沉丹田、屈膝松胯的体态标准，从而有效地调整体态。在力与劲的层面，主要强调以螺旋缠绕的形式做动作，提高身体的运动强度。研究表明，螺旋运动的形式能提高肌肉的全面参与度，对肌纤维的粗度和长度刺激最强；在气的层面，医体太极要求呼吸与动作紧密配合，呼吸要求深细匀长缓解，能大大增加膈肌的运动幅度，提高呼吸交换效率；在意的层面，身体的螺旋运动靠的是大脑神经中枢给肌肉发出螺旋的指令，运动时需要高度集中，让每一动都能做到螺旋缠绕；在神与心的层面，医体太极以太极动态平衡理念为指导思想，通过冥想与放松，促进精神情志和心理的调节。

（2）内外结合，养身补气：独特的"气落三关"呼吸调整方式，可提高心肺功能。该呼吸方法分为三步。第一步为鼻腔吸气，胸腔充分打开，膈肌收缩，胸部肌肉得到有效的扩张，腹肌收缩。第二步为呼气放松，此时腹腔微微向外撑开，可有效地放松腹肌。第三步为屈膝落胯，调整骨盆的角度，将重力点落在涌泉穴位置，达到有效的传导。这种以呼吸带动身体的运动，可有效推动肺（通气）-心脏（泵血）-肌肉组织三者联合利用氧气的能力，提高心肺功能。

独有的内气培养方式，可以畅通气机，提高免疫力。医体太极以中医阴阳学说和经络理论为基础。中医认为，气是具有很强活力、极其精微的物质，是构成人体和维持人体生命活动的最基本的物质。同时，人体生命活动的维持也必须依靠气的作用，如自然界的清气、饮食等进入机体后，经新陈代谢的过程即转化为元气、宗气、卫气、营气及各脏腑组织之气，诸气充盛，发挥各自的生理功能，就能正常地维持和促进人体的生命活动。《太极拳论》中提出"气以直养而无害，劲以曲蓄而有余"及"意气君来骨肉臣"，强调太极拳对内气的修炼。太极拳伸筋拔骨的套路练习，可使气血运行顺畅。通过虚灵领颈、涵胸拔背、气沉丹田等规律，对身形的规范达到"骨正筋柔，气血以流"的程度。当有了"调气感"之后，进行太极桩功的练习，可培元固本、提升阳气。

（3）针对疾病，精准靶向：传统套路虽然完整，但是对疾病缺乏专项性与高效性，无法针对特定疾病进行精准干预。而医体太极通过整合肌肉骨骼运动、调整

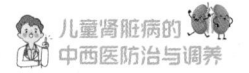

气息、冥想、放松意识等多维度，针对颈椎病、腰肌劳损、失眠、体态不正、高血压等特定疾病设定专属动作，可以有效调节体质。

（4）博采众长，短小精干：医体太极以太极拳运动为核心，借鉴八段锦、五禽戏等健身气功，瑜伽和普拉提等西方健身运动及现代运动康复医学等多种运动方式和理念，筛选编排符合人体运动生理的简短高效的7个动作为专项训练。

（5）文化导引，身心契合：医体太极核心文化内涵来自中国的太极文化，根植于易文化，融合儒释道及当代先进思想。太极追求的是阴阳的动态平衡。如果把太极的理念应用到生活、工作等各个方面，将会有效地调整人与人、人与自然、人与内心的平衡发展，促进社会的和谐发展。以《道德经》《大学》《心经》为代表的中国传统文化，可以在医体太极的传授中，采取"润物细无声"的方式有效地传播。医体太极在提高身体健康的同时，传播了中国传统文化，增加了民族自信和文化自信，最终也增加大众的智慧，开悟人生。

2. 医体太极——促长补肾功法其中七式的具体动作

在医体太极的理念引导下，我们从洪传陈式太极拳中提炼出促长补肾功法疗愈七式，该功法根据慢性肾脏病患儿生长发育迟缓的中医病机而设计，具有提升阳气、温通督脉、补益肺脾肾之精气、行气促长的特点。具体动作如下（图3-1~图3-7）。

（1）八面桩：在自然站立的姿势下吸气，在呼气的时候，左脚向前以弓步站立，双手侧平举，与肩同高，立掌，中指领劲。此时要求身体立身中正，配合呼吸训练，完成呼吸的内外、步法的前后、手臂的左右、重心的上下共8个方向的运动，因此也叫八面桩（图3-1）。

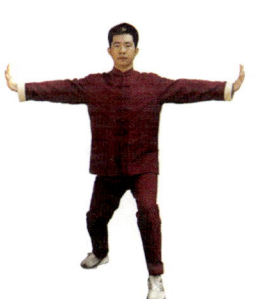

图3-1 八面桩

功效：抻筋拔骨，调整体态。

（2）上下云手：在自然站立的姿势下，双手以太极掌交叉于胸前，左手延躯干中线向左侧上举，同时右手往身体右侧下落，形成对拉。在此基础上抬高左腿至胸腔高度，保持3~7秒，左右交替进行（图3-2）。

功效：上下牵拉胸廓，强化呼吸肌力；活动锻炼下肢，预防下肢深静脉血栓。

（3）正云手：①以右云手为例，立身中正，以丹田或者以肚脐为核心，左手叉腰，向右旋转，带动手臂走侧向弧线，身体右转45°；②呼气，转身左转90°；③呼气，落胯，右转90°；④呼气，气贯右脚，左旋90°。平衡练习，动作相反（图3-3）。重复三遍。

功效：转动丹田，周身训练，运化脾胃。

（4）左右冲：身体重心微微下落，提膝蹬腿，大腿与地面呈30°、60°、90°。根据个人体质及能力选择，体力好的可以保持90°，加持6~15秒，同时双手外旋置于体侧。左右腿交替进行（图3-4）。

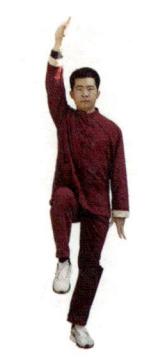

图3-2　上下云手

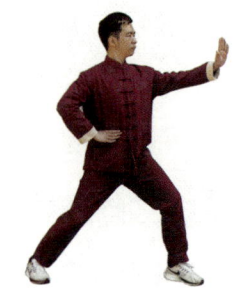

图3-3　正云手

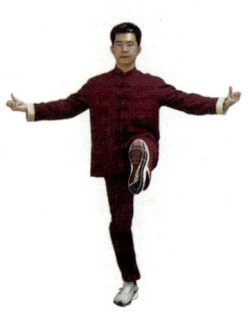

图3-4　左右冲

功效：增强下肢气力。

（5）气落三关：该功法由三个步骤组成：①鼻腔吸气，胸腔充分打开，膈肌收缩，胸部肌肉得到有效的扩张，腹肌收缩；②呼气放松，此时腹腔微微向外撑开，有效地放松了腹肌；③屈膝落胯，调整骨盆的角度，将重力点落在涌泉穴位置，达到有效传导（图3-5）。这种以呼吸带动身体的运动，可有效地推动三焦的运行（三焦分为"上焦、中焦、下焦"），具有通行元气、水谷和水液的功能。

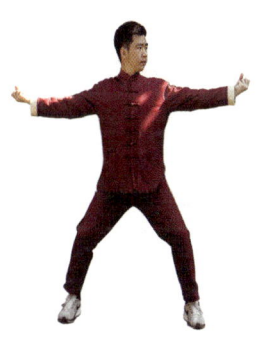

图3-5　气落三关

功效：呼吸导引，内外结合，养身补气。

（6）裹身鞭：裹身鞭以气息带动，遵循任督二脉的变化，打通周身经络。具体动作要求如下：①身体立正，马步站立，双脚分开。②鼻腔吸气，呼气。③吸气时，双手握拳交叉于腹前，双手从下向上至胸前由内向外打开，身体向右旋转45°；呼气时双手由外向内旋转落

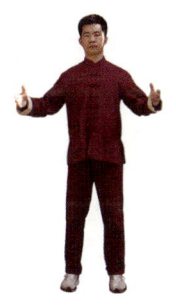

图3-6　裹身鞭

于腹前，身体向左旋转45°（图3-6）。

功效：益气通络，畅通任督。

（7）归元纳气：在行完整套功法之后，身体保持站桩姿势1～3分钟，自然呼吸，把双手劳宫穴相叠放于关元穴位置，随着呼吸左右交替按揉关元穴，起到宁心安神、引火归元的作用（图3-7）。

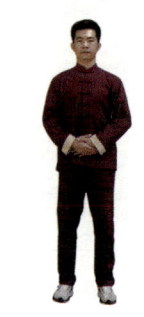

图3-7 归元纳气

功效：纳气入身，引火归元，宁心安神。

3. 练习注意事项

（1）练习前须经医生评估能否训练，遵医嘱。

（2）运动中出现胸痛、胸闷、头晕、心悸、异常的呼吸困难和/或疲劳、关节肌肉明显疼痛等不适感觉，应立即降低运动强度或停止运动，采取对应措施，必要时就医。

二、情绪与肾脏健康

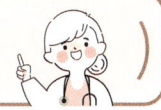

（一）中医"七情"与肾脏健康

七情是中医学中人的主要内伤性致病因素，有关七情的论述，早在先秦时期便已出现。《素问·阴阳应象大论》中提到，"人有五脏化五气，以生喜、怒、悲、忧、恐"。《金匮要略》则说，"千般疢（chèn，泛指疾病）难，不越三条"，其中重要的一条致病因素便是内因"七情"。在中医学中，"七情"主要是指喜、怒、忧、思、悲、恐、惊。而这些情绪异常则会影响与之相对应的心、肝、脾、肺、肾等脏器。

中医学认为，情绪可以影响一个人的生理状态，过度的情绪反应，无论是正面的还是负面的，都可能对身体健康造成影响。七情均有可能致病。

1. "喜"

"喜为心之志"，致病的"喜"是指狂喜，可使精力消耗太过，心气弛缓，血气涣散，不能上奉于心，神不守舍，便会出现心跳加速、注意力不集中，乃至心悸、失神甚至狂乱等表现。心情好可以保持五脏安和，内分泌系统稳定，免疫力提高，促进疾病的康复。

2."怒"

"怒为肝之志"，致病的"怒"指暴怒或怒气太盛。一个人如果勃然大怒，暴跳如雷，拍桌大骂，拳打脚踢，杀伤人畜，毁坏器物，会使肝气疏泄太过而上逆。中医理论认为"气为血帅"，故在肝气上逆时血会随气上升，出现头晕头痛、面赤耳鸣甚至呕血、昏厥的现象。曾有一水肿的肾病患儿，早上与父母发脾气吵架，随后出现血压升高头晕、抽搐的症状。这种情绪过激导致的病症，中医称为"怒伤肝"。

3."悲、忧"

"悲忧为肺之志"，"忧"是指忧愁、苦闷、担心。一个人愁眉苦脸，垂头丧气，闷闷不乐，意志消沉，自卑失望，便会使气机不畅、气滞郁结。"悲"是指悲伤、悲痛、悲哀。悲则气消，悲哀太过可使上焦郁而化热，消耗肺气。肺为"娇脏"，过悲过忧则会阻遏上焦营卫之气的宣发，导致肺气闭塞，气郁则生热，热郁胸中，于是消灼肺气，表现为气短胸闷、声音嘶哑、精神萎靡不振和懒惰等现象。忧虑严重的会导致癌症或其他疑难病症。悲哀太甚还会引起尿血、昏厥，甚至死亡。

比如，在临床中，我们有次遇见一肾病患儿，之前病情一直稳定，就诊前一天因心爱之物不见了，悲伤地哭了一整晚，第二天复查时血尿症状加重了。又如，东周时代，伍子胥过文昭关，忧心忡忡，一夜之间白发满头。常言道，"多愁多病，越忧越病""愁一愁，白了头"，这就是过分忧愁而致病的经典写照。而《红楼梦》中的林黛玉，就是一个典型的肺病患者。她总是多愁善感。花开花落本是自然现象，她却伤感至极，和他人相处之时稍有不开心的事情就落泪，最后也是因抑郁而终。

4."思"

"思为脾之志"，"思"是指思虑过度，如个人欲望得不到满足而心情不畅，思维方法不正确，经常死钻牛角尖，有脱离现实的幻想，单相思，等等。思则气结，过度思虑可导致气结于中，脾气郁结，中焦气滞，

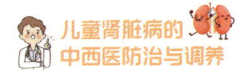

则运化失常，便会出现胸脘痞满、食欲不振、腹胀便溏、头晕目眩、怔忡心悸、失眠多梦、健忘等多种病变，严重的也可出现重症或引发癌症。有人以"胃是情绪变化的晴雨表"说明情绪对脾胃的影响，这是很有道理的。举个常见的例子：当我们遇到烦心事，又无法解决时，就会"茶不思、饭不想"；当事情得到解决后，我们的胃口也会跟着好起来。

5. "恐、惊"

"恐惊为肾之志"，"恐"与"惊"不同，自知者为恐，不知者为惊，惊亦偏于动心。恐是指恐惧不安，心中害怕，精神过分紧张。恐则气下，精气下陷，恐惧过度则消耗肾气，而出现大小便失禁、遗精滑泄等证，严重的也会发展为精神错乱、癫痫或痉厥等重症。惊是指突然遇到意外、非常事变，心理上骤然紧张。惊则气乱，气血失调，便会心神不安，出现心悸、失眠和惊厥等证。日常生活中常见小儿尿床后受家长打骂恐吓，其本身尚未巩固的排尿反射控制紊乱，出现几分钟解几滴小便的"神经性尿频"。由此可见，惊恐太过可使肾气不固，导致遗精遗尿等肾系病证。还有报道记载，某男青年突然将冰冷的湿绳扔到与之很熟悉的女青年颈上，并大呼"有蛇"，女青年突受惊恐而昏厥，当场抢救无效，气绝身亡。可见惊恐对人体的危害是相当大的。

《素问·调经论》篇指出，"夫心藏神，肺藏气，肝藏血，脾藏肉，肾藏志"，可见五神之志藏于肾中。肾藏志，若因久病等造成精气亏虚则会导致志不宁，而善恐。影响情志的肾之病变多为虚损证，包括肾气虚、肾阴虚等。另一方面，肾可通过影响其他脏腑间接地造成情志病变。《灵枢·本神》中提到："肾藏精，精舍志，肾气虚则厥；实则胀，五藏不安。"因此，肾之病可造成"五藏不安"，继而造成五脏所主情志的异常。一方面，情志异常可直接损伤肾脏；另一方面，情志可通过影响气机与神志来损伤脏腑气机。

七情在正常情况下并不是致病的因素。情绪积极乐观，七情反应适中，情感情绪得到正常宣泄，有利于病情的好转乃至痊愈，适度而不过则有益身体健康。但是如果突然受到剧烈的精神刺激或激动时间持续过长，超过了人体生理所能调节的范围，便可导致疾病的发生。当然，并不是每个人在每次激动表现后身体都会有这样的反应，因为人的神经有强弱的差别，用中医的观点来讲，脏腑也有刚柔之别，同一外界刺激对不同的人会产生不同的情志变化，要防止精神因素导致生病，就需要加强思想修养，学会控制自己。特别是慢性肾病的患儿，以及伴有高血压、心脏疾患的患儿，要防止过分激动，保持平和的心态。若情绪消沉、悲观失望，可导致病情加重或恶化。

对于慢性肾病的患儿，家长和医护人员应给予患儿足够的关心与照顾，主动询问，使患儿消除恐惧，合理控制情绪。而对于病情严重的慢性病患儿，医护人员应做好思想工作，使患儿保持较好的心态，使其积极配合治疗。医护人员通过说理的方式让慢性肾病患儿了解自己的病情，并明确如何保证良好的情绪，使患儿能实现较好的治疗效果。正如《黄帝内经》中所提及的"告之以其败、语之以其善、导之以其所便可开之以其所苦"。此外，建立良好的医患关系也是实现慢性病管理的重要措施，良好的医患关系有利于促进医患之间的信任，对于患儿康复具有积极作用。

（二）现代医学研究中心理疾病与肾脏的关系

📋 案例分享

小明（化名）自从得了慢性肾病之后，觉得自己不再健康了。为此，他整日郁郁寡欢。

一日午饭时，妈妈指着一道菜说："心理的健康其实就像一道菜，酸、甜、苦、辣、咸，全由自己来调适。你只是身体生病了，不能让心也生病了。"

小明："妈妈，原来我不开心是因为我的心生病了吗？"

妈妈："身病易治，心病难医，心理健康与肾脏息息相关。既然患病已成事实，那我们就积极地面对吧！"

小明："我明白了，我该做的是改变能改变的，接受不能改变的，这样才能对我的病情有帮助。"

妈妈："你能这样想真是太棒了！让我们一起努力，共同战胜病魔！"

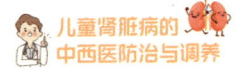

> **小熊医生讲科普**

现代医学研究表明,心理健康与肾脏病之间存在着复杂而密切的相互关系。心理健康问题,如长期的精神压力、焦虑和抑郁,可能对肾脏产生负面影响。

心理压力和负面情绪会引起身体激素的异常分泌,其中包括催产素和肾上腺素的释放增加。这些激素的增加会导致血压升高和血管收缩,增加肾脏的负担,从而增加患肾脏病的风险。此外,心理压力还会影响免疫系统的功能,降低抵抗力,使肾脏更容易受到炎症侵犯和损伤。

另一方面,肾脏病本身也可能对心理健康产生不良影响。肾脏是身体的重要排毒器官,当肾脏功能受损时,体内废物和毒素的积累会导致体内化学物质的不平衡,从而影响脑部神经传导和各种功能,导致心理问题的出现,如情绪波动、注意力不集中和抑郁等。

对于儿童而言,他们正处于身体和心理发展的关键阶段,心理压力、焦虑和抑郁等问题对他们的成长过程会产生更大的影响。如慢性肾脏疾病患儿需要接受长期治疗和限制饮食，这对他们的心理健康会带来较大的挑战。他们可能会感到焦虑、抑郁等，对治疗过程感到沮丧和困惑。此外，儿童患肾脏疾病可能会限制他们的日常活动和社交活动，增加孤独感和造成自尊心受挫等方面的问题。

因此，在患儿的健康管理中，家长和医护人员应该密切关注患儿的心理状态，为其提供良好的支持和心理教育应；鼓励患儿参与适当的体育运动和培养兴趣爱好，以促进心理健康的良好发展。此外，提供适当的心理支持和对患儿友好关于其所患疾病的信息，可以帮助他们理解和应对肾脏疾病，以减轻心理压力。患儿维护良好的心理健康有助于更好地应对肾脏疾病的挑战，提高治疗效果和生活质量。

患儿常见的心理问题包括焦虑、抑郁、注意力缺陷/多动障碍（ADHD）等。对于儿童肾病和心理问题的管理，家长和医疗专业人员应采取以下措施：

（1）提供支持和教育：家长和医护人员应该提供相关支持和教育，帮助患儿理解肾病的原因和治疗过程。我们可以使用适合患儿的语言和图画来解释，以减

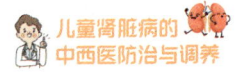

轻患儿对疾病的困惑和不安。

（2）心理支持：建议肾病患儿接受心理支持和咨询。心理支持专业人员可以帮助他们应对焦虑、抑郁等心理问题，并提供适当的心理干预和支持。

（3）鼓励积极参与社交活动：患儿应参与适当的体育运动和培养兴趣爱好，以促进身心健康。提供机会让他们与其他患儿互动和交流，可减少他们的孤独感和避免其出现社交障碍。

综合性的护理和支持，可以帮助肾病患儿应对心理问题，提高他们的生活质量和治疗效果。总之，肾病患儿在应对各种心理问题时，需要家庭、医疗团队和社会的支持。

（三）肾病患儿的心理护理及健康指导

案例分享

小明（化名）是一名10岁的肾病患儿，生病以后，他就一直过着非常不自由的生活。每过半个月，他就要去医院复查，来回一趟基本就是一整天。哪怕只是简单的开药，也会让他觉得非常疲惫，没有精力去玩耍或做作业。

肾病是一种慢性病，小明总是担心会复发，也害怕将来会出现更多并发症。每次做检查，他都屏住呼吸，生怕医生会告诉他病情加重。这种持续的焦虑情绪严重影响了他的睡眠质量。小明常常半夜惊醒，做一些噩梦，第二天上学时总是精神恍惚。

此外，小明也因为特殊的饮食需要和作息而与同龄人产生了隔阂。同学们可以在课余时间尽情玩耍，而小明却需要按时吃药，经常要住院复查。这让他感到自己与别人不同，缺乏安全感和自信。有一次，同学们在食堂吃汉堡，小明只能独自在一旁吃清淡无味的饭菜，这让他感到十分自卑和孤独。

由于生活受到诸多限制，小明的社交范围也越来越小。他大多数时间都待在家里，很少与同学们在一起玩。缺乏社交互动不仅影响了他的人际交往能力，也使他的情绪更加低落。小明渐渐变得孤僻和内向，整个人显得情绪压抑。

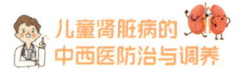

📋 小熊医生探案

从上面的例子里我们可以明显感受到,小明正面临着严重的心理健康问题。肾病患儿,尤其是处于青春期的患儿,往往存在很大的心理负担,从持续的焦虑和抑郁,到自尊心受损,再到生活质量下降,这些困难都给他们的成长和发展带来了巨大挑战。只有医院、家庭以及社会的全方位支持,才能帮助这类患儿更好地应对这些难题,走向康复之路。

家庭永远是患儿最安全的港湾。家长要时刻用爱心和耐心对待患儿,给他们一个温暖、安全的家庭环境。比如家长在患儿日常服药或回院复查时,可以陪伴左右,给予鼓励;平时也可以与患儿一起做些有趣的家庭活动,如烹饪、看电影、种花草等,帮助患儿放松心情,感受生活的美好。

家长要主动与患儿进行深入交流,耐心倾听他们的想法和感受。可以定期举行家庭聊天,让每个人都有机会畅所欲言。在交流中,家长要用同理心理解患儿的焦虑和担忧,给予患儿适当的安慰和鼓励。

父母要积极参与患儿的治疗过程，与医生保持密切沟通，了解病情发展；同时，要协助患儿完成各项治疗任务，制订合理的饮食和作息计划。此外，家长自己也要学会情绪管理的方法，在患儿情绪低落时给予适当的安慰。

家长可以帮助患儿建立病友之间的联系，组织一些亲子活动，邀请有类似经历的家庭参与。通过与同病儿童的交流互动，患儿能感受到自己并不孤单，从而建立更多的友谊。家长也要主动维系患儿与校园、社区的联系，增加他们的社交机会。

如果患儿出现严重的焦虑、抑郁等情绪问题，要及时寻求心理咨询师的帮助。心理咨询师可以运用专业的方法，帮助患儿建立有效的应对方案，改善患儿心理健康状况。家长也要积极学习相关的情绪管理技巧，与患儿一起渡过难关。

总之，家庭的全方位支持和参与是帮助肾病患儿克服心理健康障碍的关键。只有家长用爱心和耐心呵护患儿，给予他们安全感和自信，他们才能更好地适应疾病带来的生活变化，迎接美好的未来。

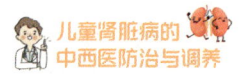

三、爱护肾脏从学会正确喝水开始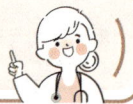

📋 案例分享

小明是一个7岁的男孩,最近被确诊为肾脏疾病。医生告诉小明的妈妈,患儿的饮水量和饮水时间都需要特别注意。小明妈妈有些担心,不知道该如何照顾好小明。

📋 小熊医生讲科普

对于患有肾病的儿童来说,正确的饮水管理是非常重要的。首先要确保饮水量适中:如上述案例中,考虑到小明的年龄和体重,每天建议饮水1200～1500 mL,但这只是一般指标,需要根据小明的具体情况进行调整,比如密切关注他的尿量和体重变化。其次,饮水的时间也很关键,应该均匀分布在一天之中,每2～3小时喝一次。睡觉前1～2小时不宜喝太多水,以免增加夜间排尿次数。再次,饮水的种类以清水为主,水果、蔬菜的含水量也很丰富，不喜欢喝白开水的患儿可以试试多吃点水果、蔬菜。除此之外，必要时还可适当补充无糖矿泉水或果蔬汁等，但要尽量避免高糖高钠的饮料，比如汽水、运动饮料等，因为这些饮料中添加剂太多，成分不明，很可能会加重患儿的病情。同时，还需要注意患儿体液平衡管理，如密切关注患儿每天的尿量，确保在1000~2000 mL的正常范围内。定期检查患儿的体重也非常重要，家长应观察是否出现大幅波动，以及是否存在水分摄入过多或不足的情况。特殊情况下的饮水量也要尤其注意。如果患儿出现发热、腹泻等情况，需要及时补充水分，预防脱水。长期服用利尿剂等药物的患儿，饮水量可能需要在医生指导下进行适当调整。家长要鼓励患儿养成按时饮水的好习惯，可以制定提醒机制，如设置饮水计划表，也可以给患儿准备其喜欢的水杯或瓶子以增加其饮水的兴趣。家长还要注意确保患儿饮用的水是洁净卫生的。家长应定期清洗患儿使用的水杯或瓶子，保持良好的卫生习惯。

总的来说，肾病患儿的饮水管理需要全方面考虑，既要满足基本需求，又要根据病情变化及时作出调整，以达到最佳的液体平衡。相信只要家长细心照顾，患儿一定能很快恢复健康！

四、身高与肾脏健康

（一）儿童矮身材与肾脏病的关系

肾脏病患儿往往给大家的印象就是"小胖墩""小矮人"，因为身材矮小，部分患儿会出现怕羞畏缩、不愿意参加集体活动、向社会退缩，甚至出现情绪失控、性格内向、自卑、抑郁、交往不良、影响家庭关系等问题。随着人们生活水平的日益提高和医学水平的不断进步，我国健康领域改革发展取得了显著成就，逐渐将全生命周期健康管理提升到了国家战略高度，健康理念融入各项政策。越来越多研究学者关注到全生命周期管理，提出不仅要预防和治疗疾病，同时也要注重提高患儿的生命质量。儿童身材矮小成为家庭、社会关注的重要问题，共同努力实现生理健康、心理健康及具备良好社会适应能力的现代健康理念。

案例分享

莫莫（化名）是个9岁的小男孩。莫莫新学期参加班级活动时，莫莫妈妈发现莫莫的身高比班里其他同学矮，参加集体活动积极性不高，性格越来越内向，座位也慢慢被安排到了前面。莫莫回家时，奶奶也觉得莫莫这两年都没怎么长高。爸爸也紧张起来：不会是矮小症吧，要不要用生长激素治疗呢？家长赶紧带着莫莫来到小熊医院寻求医生的帮助。通过测量可知莫莫目前的身高是125 cm，体重是30 kg（同年龄、同性别正常9岁男孩平均身高为135.4 cm，平均体重为30 kg）。

经过询问病史，医生得知莫莫是足月顺产出生的，出生时体重3.5 kg、身长50 cm，7岁前没什么特别，身高、体重跟同龄的小伙伴差不多，但具体的身高、体重数据，莫莫的爸爸妈妈都回答不上来，只知道以前体检时有测量过。

2年前，莫莫在当地医院诊断了"肾病综合征"后开始用糖皮质激素治疗，一开始激素治疗效果还挺好的，治疗1周后莫莫的水肿就消了，尿蛋白也转阴了，于是就顺利出院了。可接下来两年里，莫莫的蛋白尿总是反反复复出现，还比平常更容易"感冒"，激素用药经常调整却总是停不了药。莫莫的脸变圆了，背厚腰粗，四肢却很瘦，身高都没怎么增长，心理也变得有些内向和自卑了。

除常规体格检查外，医生还给莫莫评估和记录了生长相关指标：①目前身高125 cm（身高标准差评分−1.8）、体重30 kg（正常平均值为30.4 kg）；②根据父（170 cm）母（165 cm）身高计算的遗传身高为174 cm（±5 cm）；③体重质量指数（BMI）值为19.2；④性发育分期。根据莫莫的指标医生指导莫莫家长对莫莫进行身高测量及记录以评估身高增长速率。

医生告诉莫莫父母，莫莫目前的身高明显落后于正常同龄的儿童，考虑与肾病控制不理想和长期反复使用激素有关，但暂时还没达到矮小诊断标准；关于治疗是否使用生长激素，建议进行血常规、尿常规、肝肾功能、血气及电解质分析、生长相关激素水平及骨龄等检查，综合评估后调整肾病综合征治疗方案，明确身高落后的原因并进行干预。

> 1. 什么是儿童矮身材呢？

家长如何知道孩子是否矮小？标准是什么？医生是如何判断的呢？一起来看看吧！

儿童矮身材即平时所称的矮小症，根据目前我国《矮身材儿童诊治指南》的定义，儿童矮身材是指在相似生活环境下，同种族、同性别和同年龄的个体身高低于正常人群平均身高2个标准差（-2SD），或低于第3百分位数（P3）。

正常生长是指生长的偏差处于参考人群的正常范围，通常就是指身长或身高在参考人群平均值加减2个标准差之内（SDS-2~+2），有时也用相应的百分位数表示（第3百分位数到第97百分位数：P3~P97），医生主要根据儿童身高是否低于正常范围判断是否达到矮身材的诊断标准。

如果孩子的身高出现以下任何情况之一的，就建议家长找专业儿科医师就诊进行病因评估：①身高标准差积分<-2.0或第3百分位数（P3）；②明显偏离家族身高背景，如父母都很高，孩子身高却很矮；③身高标准

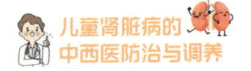

差积分显著下降（＞1.0SD/年）；④生长速度下降：＜2岁儿童＜7.0 cm/年，2～4岁儿童＜5.5 cm/年，4.5岁至青春期前儿童＜5.0 cm/年，青春期儿童＜6.0 cm/年。医生会准确测量儿童的身高，询问儿童近几年身高增长情况，根据儿童的身高，对比跟儿童年龄相同、性别相同、种族相同的正常人群身高标准进行判断。那么什么是身高标准差积分，如何计算或查找身高标准差积分呢？

如何知道儿童目前的身高和身高标准差积分是多少？

要准确测量儿童目前的身高或身长，3岁以下的儿童应取仰卧位即躺着测量身长，3岁以上的儿童则应取立位即站着测量身高。身高标准差积分是可以通过计算或者对照生长曲线表得知的。下面会介绍两种方法帮大家轻松获知儿童的身高标准差积分。

❶ 身高标准差积分计算公式为：

身高标准差积分=（测量身高－同年龄、同性别正常群体身高平均值）/标准差举例：莫莫目前测量身高125厘米（cm），参考"中国0~18岁儿童、青少年身高、体重的标准化生长曲线表"，同年龄、同性别正常9岁男孩的平均身高为135.4 cm，标准差为5.8 cm，根据上面的公式就可以计算莫莫身高标准差积分=（125-135.4）/5.8≈-1.8SD。

❷ 帮儿童准确测量身高后，对照表3-2、表3-3中与儿童相对应的性别和年龄的标准数值，就可以轻松知晓身高标准差积分了。

使用同种族人群的标准化生长曲线评估是十分重要的，方法简单、结果直观、使用方便，能描述儿童的生长发育水平等级，定期追踪监测能反映儿童身高发育趋势和速度。目前我国指南及共识建议使用"中国0~18岁儿童、青少年身高、体重的标准化生长曲线表"进行生长曲线评估。

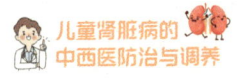

表3-2 0~18岁儿童青少年身高、体重的标准单位数值表(男)

年龄	-3SD 身高/cm	-3SD 体重/kg	-2SD 身高/cm	-2SD 体重/kg	-1SD 身高/cm	-1SD 体重/kg	中位数 身高/cm	中位数 体重/kg	+1SD 身高/cm	+1SD 体重/kg	+2SD 身高/cm	+2SD 体重/kg	+3SD 身高/cm	+3SD 体重/kg
出生	45.2	2.26	46.9	2.58	48.6	2.93	50.4	3.32	52.2	3.73	54.0	4.18	55.8	4.66
2月	52.2	3.94	54.3	4.47	56.5	5.05	58.7	5.68	61.0	6.38	63.3	7.14	65.7	7.97
4月	57.9	5.25	60.1	5.91	62.3	6.64	64.6	7.45	66.9	8.34	69.3	9.32	71.7	10.39
6月	61.4	5.97	63.7	6.70	66.0	7.51	68.4	8.41	70.8	9.41	73.3	10.50	75.8	11.72
9月	65.2	6.67	67.6	7.46	70.1	8.35	72.6	9.33	75.2	10.42	77.8	11.64	80.5	12.99
12月	68.6	7.21	71.2	8.06	73.8	9.00	76.5	10.05	79.3	11.23	82.1	12.54	85.0	14.00
15月	71.2	7.68	74.0	8.57	76.9	9.57	79.8	10.68	82.8	11.93	85.8	13.32	88.9	14.88
18月	73.6	8.13	76.6	9.07	79.6	10.12	82.7	11.29	85.8	12.61	89.1	14.09	92.4	15.75
21月	76.0	8.61	79.1	9.59	82.3	10.69	85.6	11.93	89.0	13.33	92.4	14.90	95.9	16.66
2岁	78.3	9.06	81.6	10.09	85.1	11.24	88.5	12.54	92.1	14.01	95.8	15.67	99.5	17.54
2.5岁	82.4	9.86	85.9	10.97	89.6	12.22	93.3	13.64	97.1	15.24	101.0	17.06	105.0	19.13
3岁	85.6	10.61	89.3	11.79	93.0	13.13	96.8	14.65	100.7	16.39	104.6	18.37	108.7	20.64
3.5岁	89.3	11.31	93.0	12.57	96.7	14.00	100.6	15.63	104.5	17.50	108.6	19.65	112.7	22.13

（续表）

年龄	-3SD 身高/cm	-3SD 体重/kg	-2SD 身高/cm	-2SD 体重/kg	-1SD 身高/cm	-1SD 体重/kg	中位数 身高/cm	中位数 体重/kg	+1SD 身高/cm	+1SD 体重/kg	+2SD 身高/cm	+2SD 体重/kg	+3SD 身高/cm	+3SD 体重/kg
4岁	92.5	12.01	96.3	13.35	100.2	14.88	104.1	16.64	108.2	18.67	112.3	21.01	116.5	23.73
4.5岁	95.6	12.74	99.5	14.18	103.6	15.84	107.7	17.75	111.9	19.98	116.2	22.57	120.6	25.61
5岁	98.7	13.50	102.8	15.06	107.0	16.87	111.3	18.98	115.7	21.46	120.1	24.38	124.7	27.85
5.5岁	101.6	14.18	105.9	15.87	110.2	17.85	114.7	20.18	119.2	22.94	123.8	26.24	128.6	30.22
6岁	104.1	14.74	108.6	16.56	113.1	18.71	117.7	21.26	122.4	24.32	127.2	28.03	132.1	32.57
6.5岁	106.5	15.30	111.1	17.27	115.8	19.62	120.7	22.45	125.6	25.89	130.5	30.13	135.6	35.41
7岁	109.2	16.01	114.0	18.20	119.0	20.83	124.0	24.06	129.1	28.05	134.3	33.08	139.6	39.50
7.5岁	111.8	16.70	116.8	19.11	121.9	22.06	127.1	25.72	132.4	30.33	137.8	36.24	143.4	43.99
8岁	114.1	17.33	119.3	19.97	124.6	23.23	130.0	27.33	135.5	32.57	141.1	39.41	146.8	48.57
8.5岁	116.2	17.93	121.6	20.79	127.1	24.37	132.7	28.91	138.4	34.78	144.2	42.54	150.1	53.08
9岁	118.3	18.53	123.9	21.62	129.6	25.50	135.4	30.46	141.2	36.92	147.2	45.52	153.3	57.30
9.5岁	120.3	19.17	126.0	22.50	131.9	26.70	137.9	32.09	144.0	39.12	150.1	48.51	156.4	61.37
10岁	122.0	19.81	127.9	23.40	134.0	27.93	140.2	33.74	146.4	41.31	152.7	51.38	159.2	65.08
10.5岁	123.8	20.55	130.0	24.43	136.3	29.33	142.6	35.58	149.1	43.69	155.7	54.37	162.3	68.71

(续表)

年龄	-3SD 身高/cm	-3SD 体重/kg	-2SD 身高/cm	-2SD 体重/kg	-1SD 身高/cm	-1SD 体重/kg	中位数 身高/cm	中位数 体重/kg	+1SD 身高/cm	+1SD 体重/kg	+2SD 身高/cm	+2SD 体重/kg	+3SD 身高/cm	+3SD 体重/kg
11岁	125.7	21.41	132.1	25.64	138.7	30.95	145.3	37.69	152.1	46.33	158.9	57.58	165.8	72.39
11.5岁	127.7	22.35	134.5	26.96	141.4	32.73	148.4	39.98	155.4	49.19	162.6	60.96	169.8	76.17
12岁	130.0	23.37	137.2	28.41	144.6	34.67	151.9	42.49	159.4	52.31	166.9	64.68	174.5	80.35
12.5岁	132.6	24.55	140.2	30.01	147.9	36.76	155.6	45.13	163.3	55.54	171.1	68.51	178.9	84.72
13岁	136.3	26.21	144.0	32.04	151.8	39.22	159.5	48.08	167.3	59.04	175.1	72.60	183.0	89.42
13.5岁	140.3	28.16	147.9	34.22	155.4	41.67	163.0	50.85	170.5	62.16	178.1	76.16	185.7	93.50
14岁	144.3	30.40	151.5	36.54	158.7	44.08	165.9	53.37	173.1	64.84	180.2	79.07	187.4	96.80
14.5岁	147.6	32.59	154.5	38.71	161.3	46.20	168.2	55.43	175.0	66.86	181.8	81.11	188.5	99.00
15岁	150.1	34.59	156.7	40.63	163.3	48.00	169.8	57.08	176.3	68.35	182.8	82.45	189.3	100.29
15.5岁	151.9	36.33	158.3	42.26	164.7	49.49	171.0	58.39	177.3	69.44	183.6	83.32	189.8	100.96
16岁	152.9	37.67	159.1	43.51	165.4	50.62	171.6	59.35	177.8	70.20	184.0	83.85	190.1	101.25
16.5岁	153.5	38.77	159.7	44.54	165.9	51.53	172.1	60.12	178.2	70.79	184.3	84.21	190.3	101.36
17岁	154.0	39.58	160.1	45.28	166.3	52.20	172.3	60.68	178.4	71.20	184.5	84.45	190.5	101.39
18岁	154.4	40.65	160.5	46.27	166.6	53.08	172.7	61.40	178.7	71.73	184.7	84.72	190.6	101.36

第三章 生活管理与慢性肾病预防

表3-3 0~18岁儿童青少年身高、体重的标准中位数值表（女）

年龄	−3SD 身高/cm	−3SD 体重/kg	−2SD 身高/cm	−2SD 体重/kg	−1SD 身高/cm	−1SD 体重/kg	中位数 身高/cm	中位数 体重/kg	+1SD 身高/cm	+1SD 体重/kg	+2SD 身高/cm	+2SD 体重/kg	+3SD 身高/cm	+3SD 体重/kg
出生	44.7	2.26	46.4	2.54	48.0	2.85	49.7	3.21	51.4	3.63	53.2	4.10	55.0	4.65
2月	51.1	3.72	53.2	4.15	55.3	4.65	57.4	5.21	59.6	5.86	61.8	6.60	64.1	7.46
4月	56.7	4.93	58.8	5.48	61.0	6.11	63.1	6.83	65.4	7.65	67.7	8.59	70.0	9.66
6月	60.1	5.64	62.3	6.26	64.5	6.96	66.8	7.77	69.1	8.68	71.5	9.73	74.0	10.93
9月	63.7	6.34	66.1	7.03	68.5	7.81	71.0	8.69	73.6	9.70	76.2	10.86	78.9	12.18
12月	67.2	6.87	69.7	7.61	72.3	8.45	75.0	9.40	77.7	10.48	80.5	11.73	83.4	13.15
15月	70.2	7.34	72.9	8.12	75.6	9.01	78.5	10.02	81.4	11.18	84.3	12.50	87.4	14.02
18月	72.8	7.79	75.6	8.63	78.5	9.57	81.5	10.65	84.6	11.88	87.7	13.29	91.0	14.90
21月	75.1	8.26	78.1	9.15	81.2	10.15	84.4	11.30	87.7	12.61	91.1	14.12	94.5	15.85
2岁	77.3	8.70	80.5	9.64	83.8	10.70	87.2	11.92	90.7	13.31	94.3	14.92	98.0	16.77
2.5岁	81.4	9.48	84.8	10.52	88.4	11.70	92.1	13.05	95.9	14.60	99.8	16.39	103.8	18.47
3岁	84.7	10.23	88.2	11.36	91.8	12.65	95.6	14.13	99.4	15.83	103.4	17.81	107.4	20.10
3.5岁	88.4	10.95	91.9	12.16	95.6	13.55	99.4	15.16	103.3	17.01	107.2	19.17	111.3	21.69
4岁	91.7	11.62	95.4	12.93	99.2	14.44	103.1	16.17	107.0	18.19	111.1	20.54	115.3	23.30

265

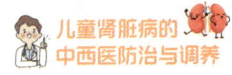

（续表）

年龄	-3SD 身高/cm	-3SD 体重/kg	-2SD 身高/cm	-2SD 体重/kg	-1SD 身高/cm	-1SD 体重/kg	中位数 身高/cm	中位数 体重/kg	+1SD 身高/cm	+1SD 体重/kg	+2SD 身高/cm	+2SD 体重/kg	+3SD 身高/cm	+3SD 体重/kg
4.5岁	94.8	12.30	98.7	13.71	102.7	15.33	106.7	17.22	110.9	19.42	115.2	22.00	119.5	25.04
5岁	97.8	12.93	101.8	14.44	106.0	16.20	110.2	18.26	114.5	20.66	118.9	23.50	123.4	26.87
5.5岁	100.7	13.54	104.9	15.18	109.2	17.09	113.5	19.33	118.0	21.98	122.6	25.12	127.2	28.89
6岁	103.2	14.11	107.6	15.87	112.0	17.94	116.6	20.37	121.2	23.27	126.0	26.74	130.8	30.94
6.5岁	105.5	14.66	110.1	16.55	114.7	18.78	119.4	21.44	124.3	24.61	129.2	28.46	134.2	33.14
7岁	108.0	15.27	112.7	17.31	117.6	19.74	122.5	22.64	127.6	26.21	132.7	30.45	137.9	35.75
7.5岁	110.4	15.89	115.4	18.10	120.4	20.74	125.6	23.93	130.8	27.83	136.1	32.64	141.5	38.65
8岁	112.7	16.51	117.9	18.88	123.1	21.75	128.5	25.25	133.9	29.56	139.4	34.94	144.9	41.74
8.5岁	115.0	17.14	120.3	19.71	125.8	22.83	131.3	26.67	136.9	31.45	142.6	37.49	148.4	45.24
9岁	117.0	17.79	122.6	20.56	128.3	23.96	134.1	28.19	139.9	33.51	145.8	40.32	151.8	49.19
9.5岁	119.1	18.49	125.0	21.49	131.0	25.21	137.0	29.87	143.1	35.82	149.2	43.54	155.4	53.77
10岁	121.5	19.29	127.6	22.54	133.8	26.60	140.1	31.76	146.4	38.41	152.8	47.15	159.2	58.92
10.5岁	123.9	20.23	130.3	23.74	136.8	28.16	143.3	33.80	149.8	41.15	156.3	50.92	163.0	64.24
11岁	126.9	21.46	133.4	25.23	140.0	29.99	146.6	36.10	153.3	44.09	160.0	54.78	166.7	69.27

(续表)

年龄	-3SD 身高/cm	-3SD 体重/kg	-2SD 身高/cm	-2SD 体重/kg	-1SD 身高/cm	-1SD 体重/kg	中位数 身高/cm	中位数 体重/kg	+1SD 身高/cm	+1SD 体重/kg	+2SD 身高/cm	+2SD 体重/kg	+3SD 身高/cm	+3SD 体重/kg
11.5岁	129.9	22.89	136.5	26.89	143.1	31.93	149.7	38.40	156.3	46.87	162.9	58.21	169.6	72.80
12岁	133.0	24.58	139.5	28.77	145.9	34.04	152.4	40.77	158.8	49.54	165.3	61.22	171.8	75.32
12.5岁	135.9	26.32	142.1	30.64	148.4	36.04	154.6	42.89	160.8	51.75	167.1	63.44	173.3	77.05
13岁	138.2	28.11	144.2	32.50	150.3	37.94	156.3	44.79	162.3	53.55	168.3	64.99	174.3	78.17
13.5岁	140.1	29.81	146.0	34.23	151.8	39.66	157.6	46.42	163.4	54.99	169.2	66.03	175.0	78.87
14岁	141.5	31.38	147.2	35.80	152.9	41.18	158.6	47.83	164.3	56.16	169.9	66.77	175.5	79.27
14.5岁	142.6	32.73	148.2	37.13	153.8	42.45	159.4	48.97	164.9	57.06	170.4	67.28	175.9	79.48
15岁	143.3	33.78	148.8	38.16	154.3	43.42	159.8	49.82	165.3	57.72	170.8	67.61	176.2	79.60
15.5岁	143.7	34.59	149.2	38.94	154.7	44.15	160.1	50.45	165.6	58.19	171.1	67.82	176.4	79.68
16岁	143.7	35.06	149.2	39.39	154.7	44.56	160.1	50.81	165.5	58.45	171.0	67.93	176.4	79.77
16.5岁	143.8	35.40	149.3	39.72	154.7	44.87	160.2	51.07	165.6	58.64	171.0	68.00	176.4	79.86
17岁	144.0	35.57	149.5	39.88	154.9	45.01	160.3	51.20	165.7	58.73	171.0	68.04	176.5	79.95
18岁	144.4	35.85	149.8	40.15	155.2	45.26	160.6	51.41	165.9	58.88	171.3	68.10	176.6	79.90

对于评估儿童生长发育情况及判断儿童身材是否矮小，准确测量和监测身高、了解基本生长规律是很重要的。家长是否知道自己的孩子多高？家长是否关注过孩子的身高？家长能说出孩子过去3年中每年增长几厘米吗？肾脏病又与儿童矮身材有哪些相关性？

2. 了解身高增长规律、准确测量和监测身高

据不完全统计，只有20%左右的家长会关注孩子的身高并进行监测和记录，其中有75%以上的家长无法提供孩子目前的具体身高，80%以上的家长无法提供孩子1年前的身高，超过97%的家长不知道孩子生长发育的基本规律，有75%的家长知道孩子学校里有体检，但高达60%的家长不知晓或不在意孩子的体检结果。

儿童生长发育是一个复杂的动态变化过程，但遵循共同的发展规律。掌握生长发育的基本规律，可以帮助家长尽早发现孩子身高增长的异常情况。不同时期儿童的生长速度是各不相同的。婴儿期是出生后的第1个生长高峰期，出生后第1年生长25 cm，第2年生长速度减缓至一半左右，随后生长速度下降并于儿童期趋于稳定（5～7 cm/年）；在即将进入青春期时生长

速度会短暂减缓（青春期前下降），随后在青春期中期显著加速（青春期生长突增），身高增长的高峰速度通常发生在青春期后期，并出现第2个生长高峰，继之生长速度下降，最后停止增长。青春期男孩身高共增长25~28 cm，女孩身高共增长23~25 cm。

正常身高增长的一般规律：

- 1岁：25 cm。
- 2岁：10~12 cm。
- 3岁至青春期前：5~7 cm/年。
- 青春期：男孩共增长25~28 cm，女孩共增长23~25 cm。

关注儿童的身高，定期监测儿童的身高、体重，才能准确地了解儿童的身高、体重增长情况是否符合正常生长规律，在孩子出现身高、体重增长速率下降或异常时才能尽早发现并进行干预和治疗。不同年龄阶段的儿童，监测其身高及体重等生长指标的频率也有所不同。

建议定期监测身高体、重等生长指标，频率一般为：

- <6个月的婴儿：1~2月一次。
- 6个月~1岁的婴儿：2~3月一次。

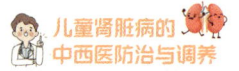

- 1~3岁的幼儿：3~6月一次。
- 3岁以后的儿童：每年至少测量1~2次。

对于儿童的生长发育评估，准确测量并定期监测身高是非常重要的。3岁以下的儿童应躺着测量身长，3岁以上的儿童则应站着测量身高。如果用于评估和确定生长速度，则两次测量身高的时间至少间隔3~6月，最好间隔6~12月，这样测量和评估的生长速度才能更准确。准确地测量身高也有学问，要掌握以下注意事项：

- 同一测量尺：每次测量身高用同一个身高测量尺能减少误差。
- 同一测量人：每次由同一测量人给儿童进行身高测量并记录。
- 同一测量时间：早上测量的身高值比下午或晚上测量时高1~2 cm，所以建议每天选择同一时间点测量身高，比如早上8：00。
- 测量时儿童两脚跟并拢，两脚尖夹角成45°，脚跟、腿、臀、肩、头与测量尺保持一致，目视正前方，家长进行测量并记录。

儿童的遗传身高是多少？

上面分享的案例中，莫莫在就诊时医生给他计算了他的遗传身高是174 cm。那么什么是遗传身高？怎么计算儿童的遗传身高？父母高，孩子一定高吗？

生物学父母的身高可以反映孩子生长的遗传学因素，儿童身高受先天遗传因素影响很大，但同时还受营养状态、运动情况、睡眠、疾病及社会经济因素共同影响。通过计算父母身高可大体估计儿童的身高遗传潜力，并根据儿童的性别进行调整。计算遗传身高可以预测儿童的成年身高（有时称为遗传目标身高）。绘制儿童的身高曲线以及计算遗传身高有助于确定基于家族遗传背景的预测身高增长情况，评估儿童身高状态是否处于遗传身高范围，如果偏离了遗传身高范围那就需要查找可能存在的影响因素（如上述的营养状态、运动情况、睡眠、疾病及药物不良反应等因素）。父母亲可根据自己的身高，通过公式来计算孩子的遗传目标身高。

遗传身高的常用计算方法（Tanner法）：

- 女童遗传身高=［（父亲身高+母亲身高-13）/2］cm

- 男童遗传身高=[（父亲身高+母亲身高+13）/2]cm

例如，莫莫父母亲的身高分别是170 cm和165 cm，那么通过公式计算莫莫的遗传身高：（170+165+13）174 cm；而他们所生的女儿遗传身高=（170+165-13）/2=167 cm；，由于身高还受环境等多因素影响，计算的遗传身高范围上下波动约5 cm，因此他们的儿子遗传身高范围为169～179 cm（174 cm±5 cm），他们的女儿遗传身高范围为162～172 cm（167 cm±5 cm）。我们也可以通过上述方法计算一下自己有没有达到遗传身高，以及我们的孩子预计能长到多高、遗传身高范围是多少。

3. 矮身材儿童需要做哪些评估及检查？

矮身材（矮小）的儿童怎么办？通过检查评估确定为矮身材的儿童必须进行全面检查，明确矮身材具体原因才更有利于进行干预及治疗。对于矮身材的儿童，医生会详细询问儿童出生的情况（包括出生史、出生时的身长和体重）、生长发育史、父母亲青春发育时期的身高及家族中是否存在矮身材者的情况等来判断病因。

医生会准确测量和记录儿童身高、体重、体重质量指数（BMI）及其百分位数，计算身高年增长速率，根据父母身高计算儿童遗传身高，进行性发育分期及常规的体格检查。对矮身材儿童还会进行实验室检查，包括血常规、尿常规和肝、肾功能检查，考虑肾小管酸中毒的患儿需要做血气及电解质分析，应常规检测甲状腺激素水平并排除亚临床甲状腺功能低下。医生还会为儿童拍摄骨龄片。骨骼的发育贯穿于儿童整个生长发育过程，是评估生物体发育情况的良好指标，正常情况下，骨龄与实际年龄的差别应在±1岁之间，落后或超前过多都是异常的表现。

在初步评估后，儿童如果符合矮身材诊断标准，身高增长速率明显下降或出现骨龄异常等情况时，还需进行进一步特殊检测，具体可以对照儿童是否有以下表现：①身高低于正常参考值（低于-2SD或低于P3）者；②骨龄低于实际年龄2岁以上者；③身高增长率在第25百分位数（按骨龄计）以下者，即：骨龄＜2岁儿童身高增长率＜7 cm/年，骨龄4.5岁至青春期儿童身高增长率＜5 cm/年，骨龄处于青春期的儿童身高增长率

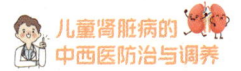

<6cm/年；④临床有内分泌紊乱症状或畸形综合征表现者；⑤其他原因需进行垂体功能检查者。

矮身材儿童需进行的特殊检查如下：生长激素-胰岛素样生长因子Ⅰ轴功能测定、胰岛素样生长因子Ⅰ和胰岛素样生长因子结合蛋白酶3测定、胰岛素样生长因子Ⅰ生成试验、其他生长相关的内分泌激素检测、下丘脑及垂体的影像学检查、染色体核型分析等。具体需要做哪些检查项目，家长不用太焦虑，医生会结合患儿的各项指标及特征评估给出专业建议的。

4. 肾病患儿为什么会出现矮身材呢？

儿童矮身材除生长激素缺乏以外还有很多的病因，如营养不良、慢性系统性疾病、家族性特发、小于胎龄儿、精神心理等因素也会造成非生长激素缺乏的矮身材，医生会根据病史、体格检查等资料来分析和判断造成矮身材的原因。对常见的导致矮身材的病因需要鉴别是否和肾脏病相关，如慢性肾功能不全、肾小管酸中毒、肾小管转运功能障碍相关疾病，以及是否与长期或反复使用一些药物（如糖皮质激素甲泼尼龙、强的松等）的不良反应有关。

为什么肾病患儿往往给大家"小胖墩""小矮人"的印象？儿童矮身材可能跟肾病相关，但不是所有肾病患儿都会出现矮身材，不同类型的肾脏疾病影响生长发育的原因和机制也不完全相同。熟悉和了解常见的影响儿童生长发育的肾脏病及预防和治疗手段是非常重要的。如肾小管酸中毒的患儿也会出现矮身材，但部分患儿在纠正酸中毒、水和电解质紊乱等因素后就会出现追赶性生长，身高问题也会迎刃而解。

5. 肾脏病对患儿身高的影响及防治措施

慢性肾脏病患儿，尤其是终末期肾病患儿，大多数存在不同程度的生长障碍。什么是慢性肾脏病呢？慢性肾脏病是指存在结构性或功能性肾损伤时间持续至少3个月的肾脏疾病。其中有两个关键点：其一是肾脏结构或功能的损伤是不可恢复的，并且还会出现恶化的可能，其二是这种损伤时间持续时间超过3个月。患儿在慢性肾脏病的早期就可能出现生长问题，患儿生长发育落后、出现矮身材，是多种因素共同作用的结果。除外自身基因决定的遗传身高，主要还与营养不足、贫血、肾性骨营养不良（即慢性肾脏病相关矿物质和骨代谢异常）、生长激素-胰岛素样生长因子Ⅰ轴紊乱、肾小管功能障碍和药物毒性等因素有关。

对影响生长发育的主要因素进行早期管理及干预，是可以改善慢性肾病患儿生长发育落后状态的。合理的营养支持对生长发育至关重要。家长要给慢性肾病患儿提供合理的营养，避免其营养不良，但也不能补充过量的蛋白质，以免加重肾脏负担。那么营养的多与少应怎么判断和把握呢？家长可以听听营养师的建议。营养师会根据患儿的肾功能分期、是否进行肾替代治疗（如血液透析或腹膜透析），分析体质成分及患儿的饮食习惯等综合评估和制定患儿专属的营养食谱，进行营养管理，保障在给予患儿足够的热卡量来满足其生长发育需要的同时不加重其肾脏负担。能量摄入量参考同年龄和同性别儿童对应的膳食营养参考摄入量（DRI）的100%；蛋白质的摄入量应根据患儿肾功能分期及是否开始肾替代治疗进行调整（表3-4、表3-5）。

表3-4 慢性肾脏病儿童能量需求估算表

年龄	EER（kcal/d）
0~3月	EER=（89×体重-100）+175
4~6月	EER=（89×体重-100）+56
7~12月	EER=（89×体重-100）+22
13~35月	EER=（89×体重-100）+20
3~8岁	男孩：EER=88.5-61.9×年龄+PAI×（26.7×体重+903×身高）+20 女孩：EER=135.3-30.8×年龄+PAI×（10×体重+934×身高）+20
9~18岁	男孩：EER=88.5-61.9×年龄+PAI×（26.7×体重+903×身高）+25 女孩：EER=135.3-30.8×年龄+PAI×（10×体重+934×身高）+25

EER：Estimated Energy Requirement，估算的能量需求
PAI：Physical Activity Index，体力活动指数

表3-5 慢性肾脏病儿童推荐膳食蛋白质摄入量表

年龄	DRI/[g/(kg·d)]				
	DRI	CKD3期	CKD4或5期	血液透析	腹膜透析
0~6月	1.5	1.5~2.1	1.5~1.8	1.6	1.8
7~12月	1.2	1.2~1.7	1.2~1.5	1.3	1.5
1~3岁	1.05	1.05~1.5	1.05~1.25	1.15	1.3
4~13岁	0.95	0.95~1.35	0.95~1.15	1.05	1.1
14~18岁	0.85	0.85~1.2	0.85~1.05	0.95	1.0

DRI：Dietary Reference Intake，膳食营养参考摄入量
CKD：Chronic Kidney Disease，慢性肾脏病

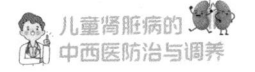

在治疗的同时也要纠正患儿贫血的状态，纠正肾性骨营养不良（如钙、磷代谢紊乱及甲状旁腺功能亢进），纠正代谢性酸中毒及水钠等电解质代谢异常，因为贫血、骨营养不良、代谢性酸中毒都不利于患儿正常的生长发育。患儿贫血时需要给其补充造血相关元素，如根据需要补充铁剂、叶酸、促红细胞生长素等；要控制患儿饮食中磷的摄入量，适当补充钙、维生素D制剂等。还可以通过避免或减少药物毒性暴露、运动管理促进生长和避免运动损伤。一般健康管理可以改善肾病患儿生长发育状态，包括常规健康维护、预防或减缓肾脏疾病进展、预防或治疗慢性肾脏病的并发症、指导肾脏替代治疗。肾移植后患儿可出现追赶性生长，使用重组人生长激素治疗也是防止和纠正肾衰竭儿童矮身材的有效方式之一。

需要使用激素治疗的肾病患儿可能会跟莫莫一样出现脸圆、背厚腰粗、四肢消瘦的情况，也就是常说的"满月脸""水牛背"外观。需要长期或反复使用糖皮质激素进行治疗的肾病患儿也会面临矮身材的风险，如激素依赖型或频复发型肾病综合征、狼疮性肾炎等。肾脏病本身可以通过很多途径影响患儿的生长发育：生长激素、钙、25羟基维生素D3、蛋白质、甲状腺激素等人体生长发育所需要的物质从尿液中流失；身高增长最重要的生长激素——胰岛素样生长因子Ⅰ轴紊乱；胰岛素样生长因子Ⅰ及胰岛素样生长因子结合蛋白酶3的分泌和调节功能受到影响；骨代谢水平变低、甲状腺功能低下；等等。

长期或反复使用糖皮质激素的副作用之一是影响患儿的身高增长。比如，糖皮质激素会通过多种途径影响患儿生长发育：引起生长激素合成和分泌障碍，从而影响身高增长；对下丘脑-垂体轴的负反馈有抑制作用，影响生长激素释放；使血糖升高，进而抑制生长激素的分泌；导致兴奋、睡眠不良以及情绪改变等不良反应，影响生长激素正常的脉冲式分泌节律，导致生长激素分泌减少；抑制蛋白质合成、促进蛋白和皮下脂肪分解，不利于生长发育。

正因为长期或反复大剂量使用激素对患儿身高增长影响较大，医生在使用激素时对于用药剂量、减量方案和总疗程上会根据患儿的情况进行个体化调整。医生会

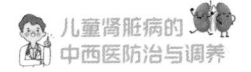

根据激素治疗出现耐药、病情频繁复发或激素依赖时及时调整治疗方案，如考虑加用免疫抑制剂或生物制剂、调整糖皮质激素用量和疗程、避免或减少反复感染等。家长和患儿一定要遵从医生的嘱托规范使用药物，切勿自行调整药物用量和私自停药。

肾脏病患儿出现矮身材会严重影响身心健康。肾脏病本身和长期或反复使用糖皮质激素治疗均会通过多种途径影响患儿生长发育，其发生机制十分复杂；而使用糖皮质激素的肾病患儿常在长期和反复大剂量使用激素后出现矮身材。遵从医嘱规范使用药物治疗可减少相关影响，故家长不用谈激素色变，但要避免讳疾忌药、擅自减药及停药而影响肾病治疗及控制。患儿宜预防性每日补充钙剂800～1200 mg和维生素D 400IU，如果有骨痛、骨密度下降等情况时要及时调整剂量。进行营养管理，纠正贫血、水电解质紊乱及肾性骨营养不良、代谢性酸中毒的情况，合理运动等综合健康管理，有助于降低肾脏病儿童出现矮身材的风险。

随着医学研究的进展、人民生活水平的日益提升，人们对自身健康的重视程度逐渐提高，家长对患儿的身高及身心健康也越来越重视,会与儿童专科医师专业团队共同进行儿童身高管理。肾脏病患儿如果生长速率下降、诊断矮身材,或遇到更多具体问题时,家长可向儿童肾脏病专科医师咨询。补钙的同时为什么要补充维生素D?哪个激素反应类型的肾病综合征患儿容易出现矮身材?慢性肾脏病患儿肾移植后、肾病综合征患儿激素减量后能追赶上正常目标身高吗?什么情况下需要使用生长激素治疗?生长激素治疗有什么注意事项?以上问题,家长都可以在就诊时向医生咨询。关注患儿的身高,就是关注患儿的未来。

(二)健康管理与促进生长

健康管理是指以现代健康概念(生理健康、心理健康和良好的社会适应能力)和新的医学模式(生理-心理-社会)以及中医治未病为指导,通过采用现代医学和管理学的理论、技术、方法和手段,对个体或群体健康状况及影响其健康的危险因素进行全面检测、评估、有效干预与连续跟踪的医学行为及过程。实施科学的健康管理可以实现以最小的投入获取最大的健康效益。为

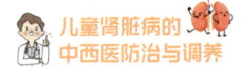

什么要进行健康管理?儿童、肾脏病患儿如何从健康管理中获益?健康管理与促进生长的关系是什么呢?

📋 案例分享

10岁的小米(化名)是最近诊断矮身材的孩子,因为身材矮小,平时会被嘲笑和欺负。他的父母平时工作都很忙,也没有对小米的身高进行监测和记录,无法提供小米准确的身高及身高增长速率,也不知道生长发育的基本规律,没有对小米进行健康管理,甚至险些错过矮身材干预和治疗的最佳机会。

小盛(化名)体形瘦瘦小小,皮肤黝黑,最近他全身乏力、呕吐、精神不好而且感觉呼吸很费力。爷爷奶奶带他到当地卫生院检查,发现其血肌酐升高到了1000 μmol/L。医生说小盛出现了肾衰竭,同时还有肺水肿、高钾血症和代谢性酸中毒等并发症,情况不好,需要赶紧去上级医院治疗。在大城市工作的父母赶紧把小盛带到了小熊医院就诊,紧急住院及进行专科治疗后,小盛的病情稳定了下来,但经过详细检查、评估和治疗后发现小盛的病情已经到了肾病终末期,肾功能处于永久性丢失状态，需要进行规律透析治疗或者肾移植来维持生命，且已经出现了矮身材、贫血、心功能不全等并发症。因为家长没有对小盛进行健康管理，未能早期发现小盛肾功能受损，不知道什么时候开始，小盛的肾脏健康就已经出现异常，错失了预防肾脏疾病和早期干预减缓肾脏疾病进展的宝贵时机。

这些令人惋惜的情况往往可以通过科学的健康管理来避免或者进行早期干预，实现预防疾病、促进健康，早期发现、早期诊断及早期治疗，可以达到提高健康生活质量的目标。

为什么鼓励进行健康管理？健康管理的目的是什么呢？

健康管理最先是20世纪50年代末在美国提出的概念，中国近年来也将提高全民健康管理水平提升到了国家战略高度。《"健康中国2030"规划纲要》提出以"共建共享、全民健康"为主题，实现全人群、全生命周期健康管理；2020年实施的《中华人民共和国基本医疗卫生与健康促进法》提出把健康理念融入各项政策，

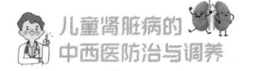

把全生命周期健康管理理念贯穿到城市规划、建设、管理全过程的各环节；不断提高民众的自我健康管理意识，将群众健康从以医疗为主转向以预防为主。进行健康管理可以让我们以最小的投入获得最大的健康获益。

健康管理包括对影响健康的危险因素进行检测、分析、评估和干预的全面管理的过程，由具备执业资格的健康管理师负责实施。健康风险评估是健康管理中关键的专业技术环节，是慢性疾病预防的第一步，只有通过健康管理才能实现，也称为危险预测模型。健康风险评估通过收集个体的个人健康信息，建立和分析个体生活方式、环境及遗传中存在的危险因素与健康状态之间的量化关系，预测个体在一定时间内发生某种特定疾病或某种特定疾病导致死亡的可能性，并提供有针对性的控制与干预方案，以帮助个体用最少的医疗成本达到最大的健康效果。

健康管理主要有以下特点：

（1）健康管理以控制健康危险因素为核心，包括可变危险因素和不可变危险因素：可变危险因素包括不合理饮食、缺乏运动、吸烟酗酒等不良生活方式，高血压、高血糖、高血脂等异常指标因素；不可变危险因素为不受个人控制因素，如年龄、性别、家族史等因素。

（2）健康管理体现三级预防并举：一级预防，即无病预防，是在疾病或伤害尚未发生时针对病因或危险因素采取措施，降低有害因素的影响，增强个体对抗能力，预防或减少疾病和伤害的发生。二级预防，即疾病的早发现、早治疗，又称为临床前期预防（或症候前期）。在疾病的临床前期做好早期发现、早期诊断、早期治疗的"三早"预防措施，能使疾病在早期就被发现和治疗，避免或减少并发症、后遗症和残疾的发生，或延长致残的时间。三级预防，即治病防残，又称临床预防，三级预防可以防止伤残和促进功能恢复，提高生活质量，延长寿命，降低病死率。

（3）健康管理的过程呈环形循环运转：健康管理的实施环节为健康监测（收集健康管理服务对象的个人健康信息，是持续实施健康管理的前提和基础）、健康评估（预测各种疾病发生的可能性和危险性，是实施健康管理的根本保证）和健康干预（帮助健康管理服务对象采取行动控制危险因素，是实施健康管理的最终目

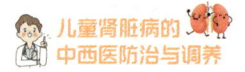

标)。整个过程通过不断循环运行这三个环节,以减少危险因素的个数和降低其级别,保持低风险水平。

如何进行健康管理实现促进生长、保护肾脏健康呢?

健康管理具体实施内容可通过针对健康儿童个体或肾脏病患儿群体进行健康教育,教导其提高自我管理意识和水平,通过健康信息采集、健康监测、健康评估、个性化健康管理方案、健康干预等手段对影响健康的危险因素进行持续改善,达到预防和控制疾病发生与发展、降低医疗费用、提高生命质量的目的。目前,构建新时代中国特色全生命周期健康管理服务模式是亟须解决的公共健康问题。

儿童的健康管理需要家庭、社区、医疗机构及政府等多方面共同努力协同完成。儿童和家长应该共同参与儿童健康管理过程中的各个环节,社区、医疗机构及政府在各个环节中充当不同角色。我国很多地区已经开展以家庭为单位的全生命周期健康管理,在家庭医生签约制度下,结合家庭结构、功能及家庭资源,充分发挥家庭成员间的支持、监督和协管作用，实现家庭-社区-医院联动。每个人的成长都离不开家庭，在每个时期对健康管理的需求都不同，社区、医院可根据个人生命周期及家庭生活周期的关系，提供全周期的可预测性的健康管理服务。

全生命周期的健康管理会对儿童存在的相关健康危险因素进行干预，实现一级预防，例如，及时纠正不正确的喂养方式，改变不科学、不合理的营养摄入，儿童缺乏运动时指导其进行适当的户外活动及合理的促进生长的运动等。

慢性肾脏病患儿还需要进行健康管理吗？如何从健康管理中获益？

健康管理的重要性不仅仅体现在预防疾病，在控制疾病发生与发展中也能起到至关重要的作用。在无症状的慢性肾脏病早期（G1期和G2期），健康管理师会对患儿和家属进行健康教育，让患儿和家长更好地了解疾病知识并配合治疗，采纳有益于身心健康的行为和生活方式，识别和治疗基础原发性肾病，消除或减少可能加速慢性肾病进展恶化的危险因素，如避免使用肾毒性药物（造影剂、氨基糖苷类抗生素、环孢素和他克莫司等）、避免不合理的剧烈运动、防止急性肾脏血流供应不足（如呕吐、腹泻、低血压等原因导致肾脏灌注不足）、防止营养不良、避免吸烟等。健康管理除了正常的保健项目外，还会更密切地监测患儿的肾功能、生长发育和营养状态，并按需进行干预。如果患儿出现了生长速率下降、矮身材、蛋白质和微量营养素摄入不足、血或尿检结果异常等情况，定期进行生长相关指标检测能实现早发现、早诊断、早治疗，可以帮助患儿避免或减少并发症、后遗症和残疾的发生。

随着慢性肾脏病进展，轻至中度慢性肾脏病（G3a期和G3b期）的患儿可能会开始出现相关并发症，如贫血、体液和电解质紊乱、高血压、血脂异常、生长障碍（出现矮身材）、矿物质和骨代谢异常以及尿毒症（本应通过肾脏排出体外的物质清除减少），此时期的健康管理重点是预防和治疗这些并发症。相关干预包括营养干预、运动干预及心理干预，通过合理运动形成健康的生活方式，将消极状态转变为积极状态。疾病的困扰常常不限于身体，部分患儿心理也会受到影响，必要时给予患儿心理援助及疏导同样非常重要。

慢性肾脏病患儿的食欲和营养摄入量会因肾病恶化而下降，由于食欲变差、肠道营养素吸收减少以及代谢性酸中毒等情况，出现营养不良的风险增高，可能会进一步影响生长发育，而且还会增加肾衰竭的风险。合理的营养干预可以促进生长，营养师的帮助可以让患儿避免出现营养不良，给予足够的热量和蛋白质，满足不同时期患儿的生长发育需求。能量摄入参考同年龄和同性别对应的膳食营养参考摄入量（DRI）的100%。会根据患儿的肾功能分期及患儿是否开始肾替代治疗对患儿的蛋白质摄入量进行调整：慢性肾脏病3期的患儿蛋白摄入量为DRI的100%~140%；慢性肾脏病4期或5期时蛋白摄入量为DRI的100%~120%；血液透析时每天增加0.1 g/kg蛋白摄入量补充透析时丢失的蛋白质；腹膜透析时每天增加0.15~0.3 g/kg蛋白摄入量补偿腹膜透析时丢失的蛋白质，目标是尽量维持正常血清白蛋白水平和尿素<20 mmol/L。

慢性肾脏病患儿通过健康管理如控制血压、减少蛋

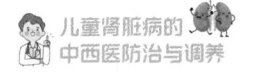

白尿、纠正贫血以及维持25羟基维生素D正常水平等可延缓慢性肾脏病进展；通过营养管理，纠正代谢性酸中毒、电解质异常，红细胞生成刺激剂治疗贫血，补充维生素D和钙及限制磷酸盐治疗肾性骨营养不良，合理运动等综合管理，可实现促进生长，避免出现肾病相关生长障碍。

终末期肾病的患儿生长速度会持续降低，需要提前做好肾替代治疗准备，医生会给患儿和家长介绍不同的肾替代治疗方式，包括血液透析、腹膜透析或肾移植。虽然透析会改善患儿的尿毒症状态，但对身高生长落后的情况改善不大，因此肾移植是预防和纠正生长障碍最佳的治疗方法。功能良好的被移植肾脏可以帮助患儿恢复正常生长所需要的生理条件。但即使进行了肾移植，患儿移植后的身高增长情况个体差异大，只有一部分患儿能出现追赶性生长并最终达到目标身高。慢性肾脏病患儿接受透析或肾移植后仍然需要进行健康管理，监测生长发育情况。除营养管理、合理运动外，生长激素的治疗也是安全有效的，是改善慢性肾脏病患儿矮身材的措施之一。医生会根据患儿移植时的年龄、矮身材的严重程度等综合评估选择干预治疗方案。

儿童健康管理的重要内容之一为生长发育评估，通过常用检测指标为儿童生长发育不良的预防、诊断及治疗提供更早、更精准的提示，避免产生不可逆的生长发育不良结果，助力儿童健康成长实现健康管理目标。所有慢性肾脏病患儿每次就诊时都建议测量身高和体重，3岁以下患儿还需要监测头围。通过合理应用儿童生长发育常用检测指标，可以预估儿童的体格生长以及神经系统、免疫系统、性发育成熟度和骨骼生长发育情况。对于怀疑生长发育异常的患儿，需要进行综合动态评价，才能得出准确的结论；临床确诊生长发育异常的患儿，应进行健康管理，定期检测相应指标，能指导临床用药及时干预和调整患儿正常生长发育。

儿童生长发育是复杂的生物学现象，是多系统共同参与的过程，涉及生理功能、体格指标、体能素质、认知功能、社会化发展等诸多因素。健康管理可通过多种模式的健康教育普及儿童生长发育过程存在的规律：首先，正常儿童是按照一般规律生长发育，使得发育水平达到一定的成熟度以完成相应的发育任务；其次，生长发育存在阶段性和连续性，阶段性表现在前一阶段能够为后一阶段的发育提供基础，连续性表现在生长发育过程会遵循正常轨迹而不偏离；最后，各方面的生长发育虽不同时发生，但相互协调、整体平衡。只有在形态、生理功能、心理素质等方面均达到成年水平才标志着成熟，生长发育进程得以平稳有序完成。因此，儿童生长发育的各个方面是相互关联、相互依赖的，各方面均不应出现任何滞后或偏离。

健康管理不仅仅是一个概念，也是运用信息和医疗技术，在健康保健、医疗的科学基础上建立的一种维护健康的方法，更是一套完善、周密的管理程序。健康管理贯穿于儿童生长发育全过程，对于维持儿童的健康体魄、促进生长、预防及减少疾病的发生、心理健康及提高生存质量具有重要意义，可以让肾脏病患儿更好地恢复健康、维护健康、促进健康，并节约费用，有效降低医疗支出，使肾脏病患儿家庭以最小的投入获取最大的健康效益，实现患儿生理健康、心理健康，并具备良好的社会适应能力，使其受益终身。

(三) 中医促进肾病患儿长高的实用方法

在日常临床工作中，我们发现相当多的肾病患儿身材偏矮，同时存在反复呼吸道感染、长期胃口差、腹痛腹泻、体重偏轻等与脾肾两脏虚弱相关的症状。肾为先天之本，脾为后天之本，人体生长发育与脾肾两脏关系密切，我们可以通过以下的一些方法帮助肾病的患儿助长。

饮食调理： 患儿的饮食要丰富多样，五谷、果蔬、禽肉、蛋奶合理搭配，做到营养均衡，并适当增加钙、蛋白质的摄入，要远离油腻、高脂的食物，以免增加脾胃负担。在医师指导下，肾病患儿的家长可根据患儿的体质，在日常的饮食中适当搭配山药、莲子、粳米、燕麦、薏苡仁、红枣、山楂、鸡内金、麦冬等食物，以健运脾胃、扶正固表。脾气旺盛，则营养容易吸收，个子自然会长得快。

药物调理： 根据肾病患儿的体质，应以补中益气、健脾和胃为主，兼能理气活血而进行药物调理。助长方多用四君子汤（太子参、白术、茯苓、炙甘草）加木香、郁金、陈皮、香附、山楂、鸡内金、神曲等而成。

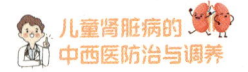

运动调节：适度的运动可以促进骨骼生长和肌肉发育，增强体质。建议肾病患儿参加适合自身的运动项目，如练促长补肾功法、摸高、投篮、打羽毛球等。建议家长陪同肾病患儿一起运动，以便控制运动的度和量。

心理调节：矮小的身材常给肾病患儿带来心理压力，并造成困扰，需进行心理调节。建议家长和医生给予肾病患儿充分的关爱和支持，帮助其建立自信心，积极应对生活中的困难和挫折。心情的愉悦有利于患儿的身高增长。

睡眠规律：避免在睡前进行剧烈的运动，也不要在睡前使用任何电子屏幕设备，养成良好的睡眠习惯。3～6岁的学龄前儿童每天睡眠时间应为10～13小时（含1～2小时的午休或小睡时间）；7～11岁儿童每天应保证的充足睡眠时间为9～11小时（包括午睡）。建立规律作息，建议每晚21点入睡，要求不晚于22点。

健儿助长贴治疗：用健脾补肾类的中药如炒白术、陈皮、炒麦芽、肉桂、菟丝子、白芷等药物调配成药膏贴于相应穴位（身柱、脾俞、肾俞、足三里、涌泉）上。

扶阳助长灸： 体质偏虚寒、偏肾阳虚的肾病患儿，在疾病的稳定期可以进行艾灸助长，主要通过刺激足三里、关元、神阙、气海等穴位来调节阳气，促进阳气的运动和代谢，以达到治疗疾病、增强身体免疫力、增长身高等作用。

小儿推拿： 按揉肾俞、脾俞、足三里、涌泉各10次，补脾经、补肾经各10次，按摩百会5次，摩腹3～5分钟，捏脊9次。每日推拿1次，连续进行3月。补肾经能补肾益脑、温养下元，促进生长发育。足三里是足阳明胃经合穴，是补益后天脾胃的重要穴位。按揉百会穴可镇静安神，有利于儿童夜间生长激素分泌，促进骨骼发育。脊柱部位的穴位于脊背正中，沿督脉的循行路线，从长强穴直至大椎穴，捏脊可以刺激背部经脉腧穴以固本培元、健脾益肾、补益气血，可达到增强机体免疫力及促进生长发育等功效。

耳穴压豆治疗： 选取肾、脾、胃、肝、心脏、大肠、三焦、神门作为耳穴贴压部位，每次贴单侧耳，双耳交替贴压，每周2次。

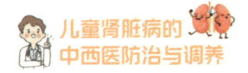

沐足疗法： 晚上睡觉前，家长可以给患儿泡脚。可给予促长方、脾虚方、不寐方等。泡脚可温经散寒、醒脾健肾、强筋壮骨，对脾胃失调、形体虚弱、免疫力低下的肾病患儿具有保健作用。

肾为先天之本，主骨生髓，肾主骨的功能能够促进生长生育，骨骼的健康取决于肾气是否充足，直接关系到儿童、青少年的生长发育。脾为后天之本，主运化，主四肢，在体合肉。脾是气血生化之源，脾胃好、营养吸收好，才能肌肉丰盈、气血充足。因此，中医中促进长高的方法都围绕健脾益肾进行调理。

五、控制体重预防慢性肾脏病

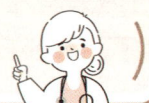

（一）肥胖增加慢性肾脏病的风险（流行病学）

（1）什么是儿童肥胖呢？"肥胖"是由长期的正能量平衡和过多的体脂肪量发展造成，但日常生活中并无可以直接测量体脂的方法。因此，一般通过体重与身高之间的关系（即人体测量学）来评估肥胖。对于≥2岁的儿童，BMI（Body Mass Index）是评估超重及肥胖的公认标准指标。BMI等于体重（kg）除以身高（m）的平方，为测量体重与身高的关系提供了指导。由于儿童的身高和体重都会增长，所以儿童BMI的标准随年龄而变化。随着儿童步入成年，界定超重和肥胖的阈值（BMI的第85百分位数和第95百分位数）分别约为25 kg/m^{2}和30 kg/m^2，对应了成人超重和肥胖的BMI阈值。

以下定义用于2~20岁的体重状态分类：

- 体重低下：BMI＜同年龄同性别人群的第5百分位数。

- 体重正常：BMI介于同年龄同性别人群的第5至第85百分位数（不含）。

- 超重：BMI介于同年龄同性别人群的第85至第95百分位数。

- 肥胖：使用以下阈值或CDC的BMI扩展生长曲线，根据严重程度分级。

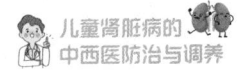

・Ⅰ级肥胖：BMI≥同年龄同性别人群的第95百分位数，或BMI≥30 kg/m^2（以更低者为准）。

・Ⅱ级肥胖：BMI≥第95百分位数的120%，或BMI≥35 kg/m^2（以更低者为准）。这大致对应第98百分位数。

・Ⅲ级肥胖：BMI≥第95百分位数的140%，或BMI≥40 kg/m^2。

（2）在资源丰富的国家中，超重及肥胖儿童的患病率较高，约1/3的美国儿童和青少年存在超重或肥胖情况，随着年龄增长，超重和肥胖的人数占比就越多。关于统计数据的研究显示，北美洲和南美洲的大部分国家，以及英国、希腊、意大利、马耳他、葡萄牙和西班牙的超重及肥胖率均较高（≥30%）；俄罗斯及大部分东欧国家的超重患病率较低（约15%），但处于上升状态。中国儿童的超重患病率约为美国的1/2，但年幼儿童的患病率明显高于青少年。随着我国经济的发展和生活水平的不断提高，儿童肥胖的发生率也是处于明显上升趋势。

（3）慢性肾脏病（chronic kidney disease,

CKD）是一种不可逆的肾脏功能下降状态，并伴有肾功能的进行性丢失。CKD患者的一般管理包括以下内容：常规健康维护、预防或延缓肾脏病进展的措施、CKD相关并发症的治疗，以及识别不断进展的CKD患者并让患者及其家属做好肾脏替代治疗（KRT）的相关准备。其中，常规健康维护属于基础且重要的部分。很多研究均证实肥胖是CKD进展的独立危险因素。

（4）肥胖引起的肾脏损伤的机制与其并发症相关，如高血压、胰岛素抵抗、2型糖尿病和动脉粥样硬化性血脂异常。这些并发症通过炎症、氧化应激、RAAS上调、SNS活性增加等机制导致肾损伤和内皮功能障碍，最终导致肾损伤。因此控制慢性肾病患儿的体重成为慢性肾脏病管理中基础而又必不可少的一环。

（二）减肥药能安全减肥吗？

脂肪是我们身体的储能物质，我们在日常生活中主要通过摄入碳水维持身体的正常代谢。能量充足的情况下，一般不消耗脂肪。如果我们摄入的能量超标了，还会堆积脂肪，这也是发胖的原因。减肥的核心，就是要在身体里面制造一个能量缺口，让身体自动代谢掉脂肪，达到减肥的目标。但是减肥药本身没有直接分解脂肪的效果，大部分减肥药的原理，就是通过抑制食欲、减少摄入、制造热量差实现的，比如安非拉酮、芬特明、氟西汀、西布曲明、利莫那班等。有一些减肥药物，比如奥利司他，不是通过抑制食欲，而是通过阻止食物热量的吸收。这些药物对于减肥有一定作用，但是带来了副作用及反弹作用，同时也限制了其使用。儿童生长发育具有特殊性，不建议使用减肥药物来控制体重。

儿童如何进行体重管理？

对于儿童体重管理来说，主要还是得"管住嘴、迈开腿"，鼓励通过饮食和体育锻炼相结合来减轻体重。通过饮食和运动相结合实现的体重减轻对减少尿蛋白排泄会产生有益的影响。有研究表明，体重减轻4%可使约50%的受试者的蛋白尿减少。

儿童慢性肾脏病的饮食原则就是要保证充足的热量，同时低盐、低脂、低蛋白质饮食。每天可进食4~5

餐，加餐以水果、脱脂奶制品为主。

1. 优质低蛋白饮食

由于患儿丢失大量尿蛋白，脂代谢紊乱，要根据疾病的不同时期，调整患儿蛋白质的摄入量。一般的肾病患儿要每天每公斤体重摄入 1.5～2 g 的蛋白质。优质蛋白指富含必需的氨基酸的动物蛋白，如脱脂（低脂）牛奶、鸡蛋清、精瘦肉、鸡肉（去皮）、鱼肉等是人类可食用的优质蛋白质，需要合理分配在三餐中，烹调方法多用炖、蒸、焖、烧等方式，以减少食用油的用量。忌食油炸、烟熏等食品，禁食含嘌呤和核蛋白多的食物，如心、肝、肾、内脏等，避免因尿酸升高增加肾脏负担。在患儿大量蛋白尿期间，蛋白的摄入量不宜过多，因摄入过量蛋白可造成肾小球高滤过，加重蛋白尿并加快肾脏的病变，因此应给予优质低蛋白饮食。

2. 供给足够热量

在补充足量的蛋白质后，还应补充足够热量，以保证患儿生长发育的需要。注意，能量的摄入需根据患儿疾病状态、身高、体重、活动量、基础代谢等综合考虑。

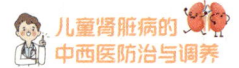

3. 限制钠盐

患儿水肿时应限制钠的摄入，一般为1~2 g/d，严重水肿时应<1 g/d，待水肿消退可适当放宽钠的摄入量。做饭时可以把2 g的盐溶解在一碗水中，分三次加入患儿的食物中，既方便又可以保证患儿的摄盐标准。不建议将含有盐的调味剂加入水肿期患儿的饭菜中，比如味精、酱油、鸡精等含有大量钠盐的调味品，应尽量少吃；腌制食品、腊肉、苏打饼、罐头等也是含盐量较多的食物，尽量少吃。

4. 低脂

油炸产品和肥肉属于高脂饮食。值得注意的是吃鸡蛋的时候尽量不要吃蛋黄，因为蛋黄也属于高脂类的食物。同时要避免食用动物奶油和动物内脏。其他日常生活中比较常见的高脂类食物还有脑、猪皮、鸡皮、鱼子、蟹黄、贝类、鱿鱼等。含蛋白质、脂肪、钾、磷较高的坚果类食品也应要限制食用，如核桃、松子、花生、瓜子等。患儿的脂肪摄入以植物脂肪为主，如豆类、花生、干果等。烹调油以植物油为主，如大豆油、花生油、玉米油、菜籽油等，每日摄入量应<15 mL。

5. 足量的维生素和矿物质

患儿应选择富含铁、钙、B族维生素、维生素A、维生素C的食物。

营养筛查及评估患儿的营养状况，是制订饮食计划的重要参考。在制订食谱的过程中，除了考虑疾病因素之外，还应兼顾营养均衡。帮助患儿建立科学合理的饮食习惯，实施个体化饮食管理、动态评价营养状况等，可以提高患儿的生活质量。

六、口腔与肾脏健康

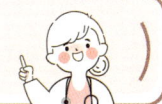

（一）保持口腔卫生，肾脏更安全

医院科普日，医生出了一道谜语给患儿们猜。医生："小小石头硬又白，整整齐齐排两排。天天早起刷干净，结结实实不爱坏"患儿们知道谜语的答案是什么吗？患儿们：是牙齿吗？医生：答对了，那你们知道吗？

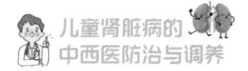

牙齿是人体肾脏健康的一面镜子,口腔"小"问题也可能引起肾脏"大"问题。因此,我们平时要注意口腔健康,保护好我们的牙齿。牙齿与肾脏离得那么远,它是怎么对肾脏造成影响的呢?

口腔乍一看似乎与肾脏没有直接的关联,但近年来有大量研究证据表明,口腔疾病与肾脏病有着密切的联系。肾病患儿常见的口腔疾病包括口腔溃疡、龋齿等,肾病本身因素以及长期使用激素、免疫抑制剂等因素造成机体免疫力低下,使患儿更容易发生感染,其中口腔感染并不少见。反之,口腔感染可通过血液传播进入肾脏引发炎症,慢性肾脏病患儿会因此引起肾病的复发或加重,长期的龋齿、口腔溃疡等炎症反应会导致肾病综合征的患儿尿蛋白反复或持续存在,难以缓解或根治,甚至造成肾脏疾病的恶化,形成恶性循环。

龋齿,俗称蛀牙、虫牙,是口腔的常见病,世卫组织已将其与肿瘤、心血管疾病并列为人类三大重点防治疾病。龋齿一般是由刷牙不彻底牙齿被细菌腐蚀造成的,可继发牙髓炎和根尖周炎,会诱发肾病的反复,甚至引起菌血症。肾病患儿长期使用免疫抑制剂,机体对龋病的敏感性增高，较正常儿童更易发生龋病。

另外，有些治疗慢性肾病的药物可对牙龈造成不利影响，如免疫抑制剂环孢素、他克莫司导致牙龈增生，降压药如硝苯地平、氨氯地平等导致牙龈炎。如果发现患儿在使用这些药物时有明显的副作用，应及时去医院复诊，请专科医生评估患儿的病情，必要时更换其他可替代的药物。

因此对于肾病患儿而言，保持口腔健康是维护肾脏健康的重要环节。日常生活中，应注意患儿口腔的清洁，养成早晚刷牙、饭后漱口的良好习惯；可使用牙线清洁牙缝帮助清除食物残渣，预防牙周疾病；均衡饮食，减少高糖食物摄入量，少吃过硬食物，少吃过酸、过冷、过热等刺激性食物；定期在正规医院或医疗机构进行口腔检查，可通过洗牙清除牙菌斑、牙石、嵌塞的食物等，及时发现并处理口腔问题，将口腔感染的风险降至最低，维护患儿的口腔和肾脏健康。

（二）认识舌苔，学会调理肾脏健康

舌诊是中医独特的诊断方法，尤其对"哑科"的

儿科而言，舌诊具有重要的意义。小儿口不能言，或虽然能言，但不能尽信，因此儿科诊法多以望诊为主，尤其是望舌头。舌头与五脏六腑的精气密切相关，能反映脏腑气血阴阳的生理病理变化。慢性肾脏病临床症状较多，病情较为复杂，根据慢性肾脏病的病因和分期，或补脾益肾以扶正，或祛湿降浊以祛邪，或扶正和祛邪标本兼顾。而其中调理脾胃是重点，调理脾胃可使气血生化有源，湿浊毒邪可降。而辨舌苔是调理脾胃的重要依据。

慢性肾脏病患儿若舌质淡嫩或有齿痕、舌苔白或薄，无明显湿热的表现，多为脾肾虚弱。此类患儿常可见脸色淡白，容易劳累、乏力，气短少言，胃纳差，容易腹胀，脉象较沉弱；或者时觉口淡，从不觉得口渴，大便不干，或无明显自觉症状。对此类患儿治疗通常以补脾益气为主，多用六君子汤类进行治疗，家长平常可给予太子参、山药、茯苓、黄芪、白术、陈皮等在家中以药膳调理。患儿可适当散步和练习八段锦等增加脾胃功能。患儿适宜多晒太阳，不能进食寒冷的食物和过多的水果以免损伤脾胃。

慢性肾脏病患儿见舌红、舌苔黄腻，是临床常见的情况。舌苔黄腻的情况多见于病情进展的患儿。舌苔黄腻，多为湿浊蕴结，日久化热，湿热浊邪，熏蒸于上。湿邪为病，有外湿、内湿之分。《金匮要略》认为内湿的病因病机较为复杂，其产生主要是因为脾存在运化功能障碍，从而引起水湿痰浊蓄积停滞，而脾主运化有赖于肾阳的温煦和气化，故当肾阳虚衰时，亦会影响及脾而导致湿浊内生，故内湿的产生多与慢性肾脏病病程长导致肾阳虚衰有关。而湿热浊邪瘀阻中焦，可致脾胃运化失司，临床可见胃脘胀满、恶心、呕吐等脾胃失调的症状，治疗以化湿浊、清邪热为主，多用半夏泻心汤类治疗。半夏泻心汤是调和中焦脾胃的代表方剂。家长平常在家中可给予患儿陈皮、薏苡仁、砂仁、大枣、党参、赤小豆、茯苓、生姜等药膳调理，也可适当引导患儿进行功法练习如八段锦、促长护肾操等增强脾肾功能。

慢性肾脏病患儿若舌红、舌苔黄厚干，黄厚为湿热，苔干为湿浊毒邪内蕴而化热，日久伤及胃阴；或胃阴不足，湿热浊邪内蕴，胃内湿热，影响其降浊之功，则胃气上逆，可见恶心、呕吐、胃纳差，胃阴不足，津

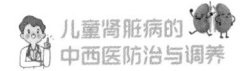

不上承，多有口干。治当清胃热、化湿浊、养胃阴，多用黄连温胆汤。家长平常在家中可给予患儿薏苡仁、茯苓、茵陈、藿香等药膳调理。患儿也应适当进行功法练习如练习八段锦、促长护肾操等。建议患儿多晒太阳，不熬夜，不进食寒冷的食物。

慢性肾脏病患儿若舌光剥无苔，则提示胃气受损，气阴皆伤，常可见于合并严重感染、长期服用激素及免疫抑制剂或病重患儿。光剥无苔主阴津枯竭，肝肾阴液不足之征，治疗当以益气养阴为主，多用左归饮类。家长平常在家中可给予患儿枸杞、太子参、麦冬、杜仲、西洋参、熟地、山药等药膳调理。

此外，慢性肾脏病患儿还有很多不同的舌苔。疾病后期多虚瘀并存，而长期服用糖皮质激素的患儿可见舌暗红少苔，此类患儿多用养阴益气活血方法调整。服用激素后胃口变得非常好的患儿，可能因积食出现舌红、舌苔白厚腻、口气重、睡眠不安的表现，此时建议家长控制患儿的食量，可适当引导患儿进行必要的体育锻炼，多用消食导滞健脾的方法进行调理。家长可以每天根据患儿的舌苔情况对患儿进行适当的饮食调整。

第四章

儿童肾脏疾病用药安全

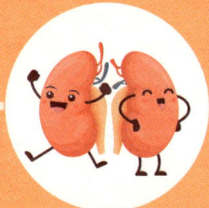

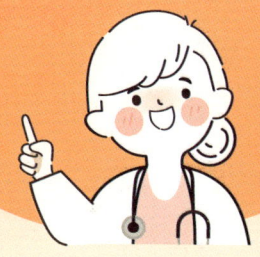

儿童肾病大多病程较长，病情反复，患儿在此期间还易受到其他常见病（如发热、感冒、营养素缺乏等）的侵袭，因此使用的药品种类繁多，药物在治疗疾病的同时也存在各种各样的副作用，因此认识和了解一些药物的特性、服用方法及注意事项是颇有益处的。

（一）认识中草药的肾毒性

中药主要由植物药、动物药及矿物药组成，由于植物药占中药的大多数，因此中药也可以称为中草药。数千年来，中草药在预防和治疗疾病中发挥着重要作用。人们普遍认为中草药没有副作用，这种观念是错误的。俗话说"是药三分毒"，中草药也会引起人体的不良反应，有些中草药可导致肾损伤，具有肾毒性。

具有肾毒性成分的中草药主要有以下几类：①含有马兜铃酸类的药物，如马兜铃、青木香、关木通、广防己、寻骨风、朱砂莲、细辛等；②含有肾毒性生物碱的中草药，如蝙蝠葛、粉防己、马钱子、吴茱萸、乌头、槟榔、麻黄、千里光等；③含有肾毒性萜类成分的中草药，如穿心莲、苍术、泽泻、商路、雷公藤、栀子等；④含有其他类肾毒性成分的中草药，如补骨脂、蛇床子、芦荟、大黄等。

国家食品药品监督管理总局（CFDA）发布的《药品不良反应信息通报》是国内最权威的药物不良反应报告。截至2023年12月31日，CFDA发布的涉及肾毒性的中草药和中药制剂品种汇总如表4-1所示，其中报道最多的是马兜铃酸类和雷公藤制剂导致的肾毒性反应。

表4-1 CFDA通报的中草药和中药制剂肾毒性药品不良反应信息表

药物名称	肾毒性	含有的中草药
感冒清片（胶囊）	血尿	南板蓝根、大青叶、金盏银盘、岗梅、山芝麻、穿心莲叶
珍菊降压片	肾功能异常	野菊花膏粉、珍珠层粉
雷公藤制剂	肾功能不全	雷公藤
维C银翘片	间质性肾炎	金银花、连翘、荆芥、淡豆豉、牛蒡子、桔梗、薄荷油、芦根、淡竹叶、甘草
含马兜铃酸的中药	急性肾功能衰竭、慢性进行性肾功能衰竭、肾小管酸中毒、泌尿系统上皮癌	马兜铃、青木香、寻骨风、广防己、朱砂莲、天仙藤

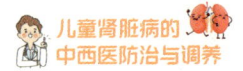

（续表）

药物名称	肾毒性	含有的中草药
龙胆泻肝丸	肾损害	龙胆、柴胡、黄芩、栀子、泽泻、关木通、车前子、当归、地黄、炙甘草
双黄连注射剂	血尿、肾功能损害	金银花、黄芩、连翘
清开灵注射剂	肾功能衰竭、肾功能异常、血尿	胆酸、珍珠母（粉）、猪去氧胆酸、栀子、水牛角（粉）、板蓝根、黄芩苷、金银花

马兜铃科中药材有抗炎、镇痛、祛痰等功效。科学家们研究发现，马兜铃属的肾毒性成分为马兜铃酸，其肾毒作用与其马兜铃酸含量和用药时间长短有一定关系：短期大剂量服用可引起急性马兜铃酸肾病，病理表现为急性肾小管坏死，临床出现急性肾功能衰竭；长期间断或持续小剂量服用可引起慢性马兜铃酸肾病，病理表现为肾间质纤维化，临床出现慢性进行性肾功能衰竭；小剂量间断服用数周至数月可出现肾小管功能障碍型马兜铃酸肾病，病理表现为肾小管变性及萎缩，临床出现肾小管酸中毒和（或）范可尼综合征。此外，还有

马兜铃酸诱发泌尿系统上皮癌的案例。建议患者必须在医师的指导下服用马兜铃科的中药材或中成药，严格控制剂量和疗程，注意肾小管及肾小球的功能监测。患者如果出现恶心、呕吐、水肿、腰痛或血尿等症状时，应警惕由马兜铃酸引起的肾损伤，需尽快就医检查。

雷公藤中药材为卫矛科植物雷公藤的干燥根或根的木质部，具有祛风湿、活血通络、消肿止痛、杀虫解毒的功效，广泛应用于风湿免疫类疾病。2012年CFDA发布了药品不良反应信息通报，警告雷公藤制剂可引起肾功能、肝功能和生殖系统等损害。建议患者必须在医师的指导下服用该类药物，用药初期应从最小剂量开始，严格控制用药剂量和疗程，一般连续用药不宜超过三个月。患者用药期间应定期随诊并注意检查血、尿常规，加强心电图和肝肾功能监测。特殊人群如儿童、备孕者、孕妇、哺乳期妇女以及心、肝、肾功能不全者均禁用。

除了中草药本身的毒性以外，中草药的炮制方法、存储方式、用药配伍等均会影响药物的毒性。患者勿擅自使用中草药，误服或滥用中草药也会增加相关肾毒性产生的可能。对于具有肾毒性的中药要加强监测，避免

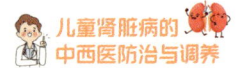

大剂量服用或长期服用。已经有肾功能不全的患者应该尽量避免使用有肾毒性的中药,减少肾损害的风险。

(二)了解感冒药与肾损伤

感冒最常见的症状有鼻炎、鼻充血、咽痛、咳嗽等。普通感冒作为一种自限性疾病一般在一周左右可自行痊愈,绝大多数患者不需要用药。但为了缓解症状,人们多会在药店自行购买感冒药服用。常见的感冒药主要成分有针对发热、头痛的对乙酰氨基酚和布洛芬;针对鼻塞、流涕的伪麻黄碱和氯苯那敏;针对咳嗽的右美沙芬、福尔可定等药物。很多感冒药其实是多种药物成分所组成的复方制剂。为了使感冒好得快点,有些患者甚至同时服用多种感冒药,如果这些药物含有相同的成分,就很容易造成某一种药物重复过量服用,产生不良反应,例如过量服用对乙酰氨基酚可能引起肝肾损伤。

儿童服用感冒药更应谨慎对待。有研究发现感冒通片是引起儿童血尿排名第2位的药物。感冒通片主要成分为双氯芬酸钠、人工牛黄和马来酸氯苯那敏,其中双氯芬酸钠属于传统非甾体抗炎药,可能因减弱肾血管扩张引起肾血管收缩而出现血尿，甚至引起急性肾损伤，因此在儿童中慎用，新生儿和早产儿禁用。

对于肾病患儿来说，感冒可能会诱发或加重肾病。预防重于治疗，肾病患儿应提前做好预防措施，比如提前注射流感疫苗，避免到人流较多的场所，平时也要重视锻炼身体，增强抵抗力。若不慎感冒，应注意儿童药物的选用与成人存在差异，肾病患儿用药更应谨慎。表4-2总结了肾病患儿感冒口服药物的用药建议，供家长参考。但如果患儿病情严重，出现嗜睡、持续拒食、喂养困难、持续腹泻或呕吐、持续高烧不退或抽搐等情况，应尽快就医。

表4-2 肾病患儿用药建议表

症状	药品通用名	肾病患儿用药建议
发热、疼痛	对乙酰氨基酚	1）肾功能不全且血肌酐明显升高的患儿，乙酰氨基酚的安全性优于布洛芬，因此可以优先选择对乙酰氨基酚。 2）布洛芬胃肠道的副作用较对乙酰氨基酚大，肾病患儿因使用激素等原因伴有胃溃疡、胃出血病史，发热时建议服用对乙酰氨基酚。 3）严重肾损伤患儿慎用

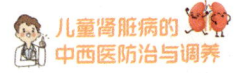

(续表)

症状	药品通用名	肾病患儿用药建议
发热、疼痛	布洛芬	1）肾功能不全患儿慎用。 2）不建议联合或交替使用布洛芬和对乙酰氨基酚
咳嗽	右美沙芬	肝、肾功能不全患儿慎用。对于普通感冒所致的咳嗽，建议通过经口补液，摄入温热的流质（如茶、鸡汤）、蜂蜜（大于1岁且不对其过敏的儿童）来缓解咳嗽造成的呼吸道刺激
	福尔可定	有严重肝肾功能损害患儿慎用，若使用需调整剂量
咳痰	氨溴索	肾功能不全患儿减量或延长两次服药时间；避免与中枢镇咳药如右美沙芬同时使用
	乙酰半胱氨酸	肾功能不全者或限钠饮食患儿慎用
	愈创木酚甘油醚	肾炎及肾功能减退患儿禁用
鼻塞、流涕	氯雷他定	CrCl≥30 mL/min：无需调整剂量； 6岁以上患儿CrCl＜30 mL/min：隔一天10 mg
	西替利嗪	CrCl≥30 mL/min：无需调整剂量； CrCl：10～30 mL/min：剂量减半； CrCl＜10 mL/min：禁用
	生理盐水洗鼻剂	可以使用

参考资料：①国内外各药品产品说明书；②UpToDate数据库；③MICROMEDEX数据库；④中国医师药师临床用药指南（第二版）；⑤肾内科临床使用新冠防治药物的药学建议（临床版）。

(三)正确选择抗生素，避免肾脏伤害

抗生素是一类由真菌、细菌以及其他微生物在生活过程中产生的具有抗病原体或者其他活性的物质，被广泛应用于治疗各种感染疾病，为人类医疗事业作出过巨大的贡献。但其发生不良反应的案例也越来越多，其中也包括了肾损害不良反应，如蛋白尿、血尿、管型尿、氮质血症、少尿、无尿等，某些抗生素甚至可能引起肾小管坏死、急性肾衰竭。肾损害作用随剂量增大、疗程延长而加重，特别是在大剂量联合用药、不合理用药和滥用药时更为突出。

1. 青霉素和头孢菌素类抗生素

青霉素和头孢菌素属于最常用的抗生素，青霉素类药物可因过敏反应引起过敏性间质性肾炎，表现为急性肾衰竭。而头孢类抗生素中以一代头孢（包括头孢噻啶、头孢噻吩、头孢唑啉和头孢拉定）的肾毒性最为突出。这些患儿用药至发生血尿的时间短，为数分钟、数小时或数天，最长不超过2周，以速发型为主；患者还可能伴有肾外表现，如皮疹、发热、腹痛等，若及时发现，停药后经积极治疗大多预后良好。值得注意的是，

儿童使用头孢拉定的血尿发病率高，应谨慎使用。

2. 氨基糖苷类

临床常用的氨基苷类抗生素有庆大霉素、阿卡米星、妥布霉素和链霉素等，此类药物具有潜在的肾毒性，对肾功能异常、使用较高剂量或治疗时间延长的患儿，产生肾毒性的风险性更大。儿童应慎用氨基糖苷类抗生素，尤其是早产儿及新生儿，因为他们的肾脏组织尚未发育完全，药物半衰期延长，易在体内蓄积产生毒性反应。然而一些重症感染患儿不得不使用氨基糖苷类抗生素，故临床策略上应以最大程度降低肾毒性为主，如：①尽量选用肾毒性更低的抗生素，如阿米卡星肾毒性低于庆大霉素；②有条件的医院可进行血药浓度检测，根据血药浓度确定患儿的给药剂量；③延长给药时间间隔，对特定患儿可采取一日一次的给药方案；④定期检测血肌酐值，动态监测患者肾功能。

3. 多肽类抗生素

多肽类抗生素属杀菌剂，主要用于敏感菌所致的感染，包括严重感染、院内感染、耐药菌感染等。然而，大多数品种的毒性较突出，尤以肾毒性为显著，常用的多肽类抗生素包括万古霉素、替考拉宁和多黏菌素。万古霉素应避免与其他肾毒性药物（如氨基糖苷类药物）联用，在使用药物时应监测血药浓度，保证药物谷浓度在安全范围内。多粘菌素类抗生素包括多黏菌素B和多黏菌素E，而多黏菌素E的急性肾损伤风险高于多黏菌素B。对存在肾功能障碍和需要进行血液净化的患儿，多黏菌素E的每日给药剂量需根据患儿的肾功能进行调整。

除了上述几类药物，抗生素有肾毒性药物还有磺胺类药物、两性霉素B等。磺胺类药物在尿路中结晶析出，发生结晶尿、血尿和管型尿，偶有发生间质性肾炎或肾小管坏死。两性霉素B是抗真菌药物，易诱发肾功能损害，包括血尿素氮和肌酐增高等。肾病患者应尽量避免上述药物，在不得不使用时，需注意监护患者肾功能指标，避免不良反应的发生或加重原有的疾病。

（四）了解维生素与肾脏保护的关系

维生素是人体不可缺少的物质。它是人体六大营养素（蛋白质、脂肪、糖类、矿物质、维生素和水）之一，是机体维持正常代谢和功能所必需的一类化合物。维生素分为脂溶性和水溶性两类。脂溶性的有维生素A、维生素D、维生素E、维生素K等，水溶性的有维生素B1、维生素B2、维生素B6、维生素B12、烟酸、叶酸、胆碱、维生素C等。无论缺哪种维生素，人体都会出现相应的生理改变和不适，甚至诱发疾病。

其中与肾脏健康密切相关的为维生素D。维生素D是人类必需的一种脂溶性维生素，是钙和磷酸盐的关键调节因子，除调节骨代谢的功能外，还能调剂免疫力和肾保护作用。维生素D可在阳光照射下经皮肤合成，也可从饮食中摄取。食物中摄入的维生素D在肝脏的催化下成25羟维生素D（25OHD），最后在肾脏再转化为活性形式的1.25-双羟维生素D［1.25(OH)$_2$D］发挥生物学功能。若人体血清25OHD＜50 nmol/L（20ng/mL），即缺乏维生素D。维生素D缺乏与慢性肾病病情的变化有密切关系。临床研究证实，维生素D缺乏会加快慢性肾脏患者的肾功能恶化，加重慢性肾病患者的矿物质和骨代谢异常、蛋白尿和贫血症状等。而慢性肾脏病患者体内的维生素D会经肾小球滤过丢失，因此维生素D缺乏现象更加严重。肾病患者要经常监测血中维生素D水平，了解自身是否缺乏维生素D，并进行及时有效的治疗纠正。

补充维生素D对慢性肾脏病患者是有益的。慢性肾病患者应维持的血清水平为25OHD＞75 nmol/L。一般慢性肾病患者维生素D不足或缺乏，可补充普通维生素如维生素D2和维生素D3，但如果是3～5期的慢性肾病患者合并严重、进行性的甲状旁腺激素升高、中重度低钙血症、骨质疏松等情况，建议补充活性维生素D如骨化三醇。但也应注意的是，维生素D不是越多越好，如果维生素D补充过多，可能增加尿钙排泄和导致肾结石。因此慢性肾病患者服用维生素D后应定期复查，如服用不当，不但无益，还可能损害身体健康。

（五）儿童护肾中成药的合理使用及注意事项

中成药是指在中医药理论指导下，以中药饮片为原料，按规定的处方和标准制成的具有一定规格的剂型。中成药在我国各种肾脏病治疗中发挥着非常重要的作用。尤其是针对某些病情稳定的门诊患者,中成药能缓解病情的进展,起着良好的调理作用。

儿童肾病常用的中成药有百令胶囊和肾炎康复片等。百令胶囊是由我国名贵药材冬虫夏草菌粉制成的,主要含有虫草素、虫草多糖、腺苷等成分,具有减少尿蛋白,促进肾小管细胞增殖及细胞修复的作用,可有效保护患儿的肾脏功能,减少激素和免疫抑制剂带来的不良反应。肾炎康复片主要由西洋参、人参、地黄、盐杜仲等组成,具有益气养阴、健脾补肾和利水消肿的作用,在儿童紫癜性肾炎、急性肾小球肾炎和肾病综合征等疾病中可发挥良好的治疗作用。因此,合理联用中成药用于治疗儿童肾脏疾病可获得事半功倍的效果。

中成药对肾脏有很好的保护作用,但如果应用不恰当,效果可能适得其反。临床使用中成药时应注意以下几点:

(1)辨证用药:依据中医理论,辨证、分析疾病的症候,针对症候确定具体治疗方法,不能从西医诊断选用中成药。例如,若慢性肾衰竭患者存在脾虚气虚,可选用健脾益气成分的中成药如尿毒清颗粒。若糖尿病肾病患者存在气阴两虚症，可使用益气养阴的肾炎康复片。

（2）避免重复用药：功能相同或基本相同的中成药原则上不宜叠加使用，避免中药汤剂与中成药成分重复。

（3）儿童使用中成药，应优选有儿童用药剂量的中成药口服制剂，如果说明书无特别明确儿童剂量，一般情况下，3岁以内儿童服用1/4成人量，3～5岁儿童服用1/3的成人量，5～10岁儿童可服用1/2成人量，10岁以上儿童与成人量相差不大即可。

（4）患有蚕豆病即葡萄糖-6-磷酸脱氢酶缺乏的儿童，应禁止使用可能诱发溶血的中药及其中成药制剂，如川莲、珍珠粉、金银花、腊梅花、牛黄、茵栀黄和保婴丹等。

（六）儿童肾脏病药物正确服用注意事项

肾病患儿日常使用的药物较多，这些药物应该怎么吃，有哪些注意事项呢？以下总结了肾病常用药物的用药建议。

1. 糖皮质激素

甲泼尼龙片或泼尼松片是常用的口服糖皮质激素,具有抗炎、抗休克、免疫抑制等作用。家长应该特别注意的是,激素类药品应严格按医嘱服用,切勿私自更改剂量,患儿病情好转了也不可以擅自停药,需在医生指导下缓慢减量。此类药品如果是一天吃一次,一般建议是在每天早晨7~8点时服用,以顺应人体本身激素水平的变化。可以餐后服用,也可以加入牛奶中服用,这样能减轻对胃肠道的刺激。必要时医生会加用抗酸剂或胃黏膜保护剂,预防激素导致的消化性溃疡。甲泼尼龙片和泼尼松片会影响钙吸收,如果服药时间长,医生会给予补钙类药物。长期使用激素还会降低机体的抵抗力,需要特别注意患儿个人卫生防护,如勤开窗、不聚集以预防感染。患儿用药期间如有胃部不适、骨痛、发热感染和精神障碍等症状应及时去医院检查。

2. 钙调磷酸酶抑制剂

钙调磷酸酶抑制剂类药物属强效免疫抑制剂,肾病患儿常用药物有环孢素和他克莫司。服用此类药品对时间要求严格,应清晨和晚上各服药一次,两次间隔12小时。家长可以调整服药时间，但每天的时间需要固定。食物（特别是高脂肪食物）会影响他克莫司的吸收，所以患儿要在空腹状态下服用，在餐前1小时或餐后2小时服用吸收效果最好。环孢素和他克莫司安全血药浓度比较窄，需要检测血药谷浓度指导临床用药，如若8点服药，可在7点半抽血。环孢素和他克莫司容易发生药物相互作用，如果同时服用了其他药物，要及时告诉医生。钙调磷酸酶抑制剂类药物的不良反应较多，环孢素用药后可能出现多毛、高血压、恶心、呕吐、牙龈增生等副作用，他克莫司不良反应虽比环孢素少但也可能引起肾功能损害、脱发、高钾血症、高血压等副作用，因此要定期检测血药浓度和生化指标，避免出现严重不良反应。

3. 羟氯喹

羟氯喹最初是被用于治疗疟疾的一种药物，后发现对狼疮肾炎、IgA肾病等肾脏疾病也有较好疗效。羟氯喹需要长期服用，每次服药应同时进食或饮用牛奶，减轻胃肠道刺激。羟氯喹安全性较高，主要长期副作用是可能发生视网膜病变，若超过推荐剂量将会大大增加视网膜毒性的风险。因此在开始长期使用羟氯喹进行治疗前，所有患儿均应进行眼科学检查，包括视敏度、中心视野、色觉和眼底检查等。此后，应每年至少进行一次眼科检查。存在眼睛黄斑疾病的患儿禁用羟氯喹。

4. 血管紧张素转化酶抑制剂（ACEI）和血管紧张素Ⅱ受体阻滞剂（ARB）

ACEI常用的药物包括福辛普利、依那普利、贝那普利等，ARB类药物包括厄贝沙坦、缬沙坦、氯沙坦等，这两类药物均作用于肾素-血管紧张素系统，可减少尿蛋白排出，延缓肾病的病情进展。该类药物应从小剂量起开始使用，并逐渐加量到起效，患儿要定期做肾功能和血钾测定。ARB和ACEI的副作用相似，主要包括低血压、急性肾损伤、高钾血症、干咳、血管性水肿等，要注意两种药物联合应用后的不良反应发生率会增高。

后记

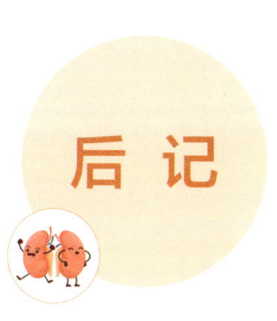

时光一晃,已是甲辰龙年岁末,看到即将付梓的《儿童肾脏病的中西医防治与调养》一书,内心不免惶恐不安。我们作为这本科普图书的发起人,作为长年深耕临床一线的医生,深知当今医学进展之神速,深感肾脏病患儿家长的焦虑与压力。能否写好这本书,是我们一直在反问自己的问题。

儿科的门诊永远是那么拥挤和匆忙,面对克服各种家庭和工作困难来到诊室,或茫然无助或被各种碎片化医学知识搞得魂不守舍的家长,医者根本无法在短暂的数分钟内倾囊相授,无法令家长对疾病了然于胸,安心处之。通过一本以故事案例为主要叙事手段的医学科普图书,搭起医生和患儿家长间的知识桥梁,是我们的初衷。

这本专注儿童肾脏养护的图书,是广州医科大学附属妇女儿童医疗中心肾内科和中医科自2021年开始中西医联合诊疗的实践结晶。作为面向儿童肾脏病家长和基层工作者的科普书籍的编写者,我们深感责任重大。在

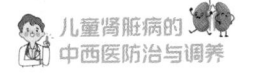

书籍编写过程中，同事们的敬业精神令我经常感叹儿科医生的奉献精神。他们的爱心和奉献精神，一直在默默承托着患儿家属的深厚期望。

本书在撰写过程中，得到了广州医科大学附属妇女儿童医疗中心肾内科、中医科全体同事的大力支持。同时，非常感谢华南理工大学出版社编辑的付出。

中医和西医分属独立完整的学科体系，既体现东西方思维范式的根本差异，又承载着不同文明脉络的文化基因。二者相互取鉴，取其所长，合力救治肾脏病患儿们，帮助他们早日走出疾病阴霾是我们的目标，相信这也是选择阅览这本书的广大读者的愿景。谨以此书，感恩所有与疾病勇敢抗争的孩子们的信任和支持，帮助他们康复是我们奋斗的动力，也期望本书能得到读者们的建议与指导，帮助中西医联合诊疗和养护肾脏病患儿的事业蒸蒸日上。

高 霞
2025年2月